口腔护理临床操作流程

CLINICAL OPERATION PROCESS IN DENTAL NURSING CARE

主编◉高玉琴

北方联合出版传媒（集团）股份有限公司

辽宁科学技术出版社

·沈阳·

图文编辑

赵妮娜　赵　宏　王玉静　原露露　荀　阳　张　宁　王　佳　王　洋
杜　玲　高莹娇　燕京京　张倩男　吕　娟

图书在版编目（CIP）数据

口腔护理临床操作流程 / 高玉琴主编 .—沈阳 : 辽宁科学技术出版社，2018.9（2021.3 重印）
　ISBN 978-7-5591-0771-8

　Ⅰ . ①口… Ⅱ . ①高… Ⅲ . ①口腔科学－护理学－技术操作规程 Ⅳ . ① R473.78-65

中国版本图书馆 CIP 数据核字（2018）第 121169 号

出版发行：辽宁科学技术出版社
　　　　　（地址：沈阳市和平区十一纬路 25 号　邮编：110003）
印 刷 者：辽宁新华印务有限公司
经 销 者：各地新华书店
幅面尺寸：168mm × 236mm
印　　张：15.5
字　　数：320 千字
出版时间：2018 年 9 月第 1 版
印刷时间：2021 年 3 月第 2 次印刷
责任编辑：陈　刚　苏　阳　殷　欣
装帧设计：鼎籍文化创意　李天恩
责任校对：李　霞

书　　号：ISBN 978-7-5591-0771-8
定　　价：49.80 元

联系电话：024-23280336
邮购热线：024-23280336
E-mail:cyclonechen@126.com

前言 Preface

　　口腔护理学是一门年轻的学科，随着口腔医学的进步而不断发展壮大，口腔护理技术也随着口腔医疗新技术的开展不断更新完善。为使口腔专科护理人员尽快掌握口腔护理技术的规范化操作，及时跟上口腔诊疗新技术的护理配合步伐，编者在2009年出版的《口腔临床护理操作流程》一书的基础上增加了新的诊疗技术护理操作规范，丰富了本书的内容。

　　本书的编写是以国家卫生和计划生育委员会"十三五"规划教材《口腔护理学》为基础，同时参考和吸纳了多部口腔医学教材和口腔护理参考书，总结了口腔专科常见疾病的临床护理配合技术，内容涵盖了门诊、病房、手术室及消毒供应中心。本书以护理工作流程为主线，详细阐述了护理工作规范及要点，流程清晰，简单易懂。编者们由具有丰富工作经验的护士长和临床护理骨干组成，对口腔临床护理有着比较深刻的理解，使本书更具实用性，更易于口腔专科护理人员学习和掌握。

　　本书的出版承蒙中国医科大学附属口腔医院多位专家的指导和编者们的辛勤工作，在此一并深表感谢！

　　由于编者能力和水平有限，书中难免有疏漏不妥之处，恳请广大读者给予批评指正。

高玉琴

Contents 目录

第6章 口腔正畸科常见疾病的护理

第7章 口腔种植科常见疾病的护理

第11章 手术室常见疾病的护理

第1章
牙体牙髓病科常见疾病的护理及设备的维护

一、龋病治疗的护理

【概念】

龋病：是在以细菌为主的多种因素影响下，牙体硬组织发生慢性进行性破坏的一种疾病。

【适应证】

主要用于浅龋、中龋和深龋充填。

【目的】

修复牙体外形，恢复其功能，终止病变发展。

【物品准备】

1. 基本器械：一次性检查盘（口镜、镊子、探针、纸巾、胸巾、棉球）、棉卷、吸唾管、吸唾器、三用枪、护目镜、口杯、凡士林油、棉签。

2. 局麻用物：麻药、麻药枪、表麻膏、碘伏、一次性针头。

3. 橡皮障隔湿用物：橡皮障布、打孔器、橡皮障架、橡皮障夹、橡皮障钳、橡皮障定位打孔模板、水门汀充填器、棉签、凡士林油、橡皮障固定带、牙线、封闭剂、剪刀、开口器。

4. 窝洞预备器械：高速及低速手机、车针、挖器。

5. 充填器械：粘接剂充填器、雕刻刀、楔子、成形片、成形片夹、帕拉垫钳子、帕拉垫片、帕拉垫夹、Dycal充填器、排龈器、排龈线。如用银汞合金充填备银汞合金充填器1套。

6. 调殆磨光器械：咬合纸、橡皮轮、抛光钻、间隙抛光条、磨光器。

7. 充填材料：遵医嘱备垫底材料、消毒药物及充填材料（如银汞合金、FX、玻璃离子、银粉玻璃离子等）。

【治疗流程及护理配合】

1. 治疗前

（1）心理护理

向患者简要交代治疗程序，消除紧张感，取得配合，签署知情同意书。

（2）患者准备

核对患者姓名、患者病历和牙位，将患牙的X线片放置在治疗椅的阅片灯上→安排患者坐在治疗椅上→系好胸巾→接好漱口水→嘱患者漱口→调整椅位及灯光源。

2. 治疗中

（1）窝洞预备

①深龋窝洞制备前需注射麻药，备好注射器、一次性针头、局麻药和碘伏棉签。注射麻药前询问患者有无过敏史，测量血压。护士在工作区域核对无误后将麻药安放好。传递碘伏棉签和安装好碧兰麻的注射器。

②用蘸有凡士林油的棉签润滑口角，安装高速、低速手机及相应车针，制备洞形时，协助医生牵拉口角，术中随时吸唾，保持术野清晰。

（2）隔湿、消毒：消毒前协助医生用棉卷隔湿，准备窝洞消毒的小棉球。消毒药物根据窝洞情况及医嘱选用。

（3）调拌垫底及充填材料：浅龋不需要垫底；中龋可遵医嘱选用单层垫底材料；深龋可根据医嘱选用双层垫底材料。安好成形片，递镊子取成形片，遵医嘱调拌所需垫底材料，再选用永久性充填材料充填，递雕刻刀、磨光器、咬合纸，玻璃离子粘固粉充填还需准备防湿剂（凡士林油）。

3. 治疗后

医生（护士协助）嘱患者治疗后注意事项→整理用物→处理器械→水气路处理、椅位消毒→洗手→将物品放原处备用→预约患者复诊时间并互留电话。

【护理要点】

1. 按照产品说明书进行粉液配比。

2. 使用前将粉剂瓶放在手上轻拍使其松散，不要过度摇动或倒置，以免开盖时粉剂撒落。

3. 液剂应垂直挤压、缓慢排气。使用后及时擦拭瓶口，旋紧盖好瓶盖。

4. 根据医嘱进行调拌，调拌适量、性状适宜（垫底或充填），根据温度在规定时间内完成。

5. 如银汞合金充填要放在清洁橡皮布上，不可用手直接接触。一旦接触，立即用肥皂清洗、流动水冲洗接触部位。

6. 剩余汞不能随意丢弃，应收集并装入盛有17cm以上深的过饱和盐水或甘油的密闭容器中。定期进行环境汞含量监测，人员体检。

健康教育

1. 充填材料完全固化需24小时，所以24小时内不能用充填牙齿咀嚼食物，以免充填物脱落。

2. 深龋充填后如有轻微疼痛不需复诊，如疼痛加重长期无好转应及时复诊。

3. 牙体破坏大者，建议进行冠修复，以防止牙体崩裂。

4. 如感觉咀嚼有过高现象，应立即进行调磨。

5. 保持良好的口腔卫生。

二、复合树脂修复术的护理

【概念】

复合树脂是一种高分子牙色修复材料，由树脂基质和无机填料组成。包括光固化复合树脂和化学固化复合树脂，前者由可见光引发固化反应，是临床常用的充填材料。

【适应证】

前牙Ⅰ、Ⅲ、Ⅳ类洞的修复；前牙和后牙Ⅴ类洞的修复；后牙Ⅰ、Ⅱ类洞（承受咬合力小者）修复；大面积龋损的修复，必要时可增加附加固位钉或沟槽固位等。

【目的】

修复龋齿，能保留更多的牙体组织，其最突出的优点是美观。

【物品准备】

1. 基本器械：一次性检查盘、棉卷、吸唾管、吸唾器、三用枪、护目镜、口杯、凡士林油、棉签。

2. 局麻用物：麻药、麻药枪、表麻膏、碘伏、一次性针头。

3. 橡皮障隔湿用物：橡皮障布、打孔器、橡皮障架、橡皮障夹、橡皮障钳、橡皮障定位打孔模板、水门汀充填器、棉签、凡士林油、橡皮障固定带、牙线、封闭剂、剪刀、开口器。

4. 窝洞预备器械：高速及低速弯手机、车针、挖器。

5. 垫底器械：水门汀充填器、光敏雕刻刀、楔子、成形片、成形片夹、帕拉垫钳子、帕拉垫片、帕拉垫夹、Dycal充填器。

6. 充填器械：保护镜、光敏灯、电源设备、酸蚀剂、小刷子、粘接剂、聚酯薄膜、光敏材料、比色板、小镜子。

7. 调𬌗抛光器械：咬合纸、橡皮轮、抛光钻、间隙抛光条。

【治疗流程及护理配合】

1. 治疗前

（1）心理护理

向患者简要交代治疗程序，消除紧张感，取得配合，签署知情同意书。

（2）患者准备

核对患者姓名、患者病历和牙位，将患牙的X线片放置在治疗椅的阅片灯上→安排患者坐在治疗椅上→系好胸巾→接好漱口水→嘱患者漱口→调整椅位及灯光源。

2. 治疗中

（1）牙体预备

用蘸有凡士林油的棉签润滑口角，安装高速车针，低速球钻（根据需要准备麻药安装橡皮障）→医生脚踏手机30秒→医生备洞去腐，同时护士左手持三用枪、右手持吸唾器进行操作区和咽喉区吸唾→传递挖器。

（2）比色

传递比色板→关闭灯光→选择树脂颜色。

（3）垫底

传递棉卷隔湿→传递成形片、夹（帕拉垫钳子、片、夹）→医生安装后传递楔子→根据病情传递Dycal充填器进行DMG或Dycal进行垫底盖髓→光敏灯照20秒。

（4）充填

医生用棉卷隔湿→护士用小刷子蘸适量粘接剂递送医生→医生在牙面上涂粘接剂→护士将光敏灯传递给医生→医生用光敏灯照射牙面20秒（或按说明书）→同时护士嘱患者闭眼（或戴保护镜）→护士用吸唾器吸出口腔内唾液→传递充填材料，光照20秒→将探针传递给护士，放于左手边的棉球上，清理边缘多余粘接剂。

（5）调𬌗抛光

安装金刚砂车针、矽粒子→传递咬合纸→医生为患者调𬌗抛光→护士用吸唾器吸出口腔内唾液→抛光后让患者漱口、用面巾纸擦净面部→传递患者镜子。

3. 治疗后

医生（护士协助）嘱患者治疗后注意事项→整理用物→处理器械→水

气路处理、椅位消毒→洗手→将物品放原处备用→预约患者复诊时间并互留电话。

【护理要点】

1. 选择不同毛刷，分别蘸取处理液和粘接剂。

2. 根据洞形取适量充填材料于玻璃板上，分次传递，注意避光。

3. 传递光敏灯时注意调节灯头的方向。

4. 定期检测光敏灯强度。

健康教育

1. 注意口腔卫生，如为前牙勿食过硬食物。

2. 如有充填物脱落等情况，应及时就诊。

3. 充填材料一段时间后可能会出现材料变色。

三、根管治疗术的护理

【概念】

根管治疗术的护理是一种治疗牙髓病、根尖周病的有效方法，其核心是去除感染，杜绝再感染。它是通过机械和化学的方法预备根管，以消除感染并使根管清洁成形，再经过药物消毒和严密地充填根管以达到防止再感染的目的。

【适应证】

牙髓病变与根尖周病；牙周-牙髓联合病变；某些牙体硬组织外伤性疾病；因义齿修复需要或颌面外科治疗需要等。

【目的】

彻底消除髓腔内，特别是根管内的感染源。用根管充填剂严密充填根管，防止根尖再感染，促进根尖周病的愈合。

【物品准备】

1. 基本器械：一次性检查盘、棉卷、吸唾管、吸唾器、三用枪、护目镜、口杯、凡士林油、棉签。

2. 局麻用物：麻药、麻药枪、表麻膏、碘伏、一次性针头。

3. 橡皮障隔湿用物：橡皮障布、打孔器、橡皮障架、橡皮障夹、橡皮障钳、橡皮障定位打孔模板、水门汀充填器、棉签、凡士林油、橡皮障固定带、牙线、封闭剂、剪刀、开口器。

4. 髓腔预备用物：高低速手机、车针、DG16、拔髓针、GG钻、挖器、水门汀充填器。

5. 根管预备用物：扩孔钻、锉、长度测量仪（根尖定位仪）、唇钩、尺、根管超声治疗仪、机用马达、机用马达头、纸尖、EDTA凝胶、光滑髓针。

6. 根管消毒用物：充填器、根管消毒材料、冲洗器械、冲洗液（1%次氯酸钠、17%EDTA、5.25%次氯酸钠、2%氯己定）、恒温器。

7. 根管充填用物：测量尺、根管超声治疗仪、牙胶尖、剪刀、纸尖、充填器、冲洗器械、冲洗液、棉球、棉卷、垂直加压器、咬合纸、蘸有凡士林油的棉球、热牙胶充填机（携热器、回填仪）、75%酒精棉球、锁镊。

【治疗流程及护理配合】

1.治疗前

（1）心理护理

向患者简要交代治疗程序，消除紧张感，如有不适举左手示意，切不可乱动，以免损伤软组织，签署知情同意书。

（2）患者准备

核对患者姓名、患者病历和牙位，将患牙的X线片放置在治疗椅的阅片灯上→安排患者坐在治疗椅上→系好胸巾→接好漱口水→嘱患者漱口→调整椅位及灯光源。

2.治疗中

（1）髓腔预备

①准备麻醉药：活髓牙行牙体制备前需注射麻药，注射麻药前询问患者有无过敏史，高血压患者慎用如复方阿替卡因注射液等含肾上腺素的麻醉药，确定无过敏史后方可使用。护士在工作区域核对无误后将麻药安放好。传递碘伏棉签和安装好的碧兰麻注射器。

②安装橡皮障、隔离患牙。

③髓腔通路制备：a.根据牙位先去净腐质并适当调𬌗，设计入口洞形，制备牙本质深洞，传递高速裂钻及调𬌗用车针，如桃形车针。b.循髓腔形态揭除髓室顶，安装低速球钻和开髓钻，左手持三用枪，右手持吸唾管吸唾，保持术区清晰。修整髓室侧壁，传递金刚砂车针，后牙可用Endo-z车针。c.用DG16定位根管口。

（2）根管预备

①根管疏通：探查和疏通根管，递小号根管锉。

②确定工作长度（WL）：准备长度测量仪，唇钩挂于治疗牙齿对侧，记录各根管长度，并用测量尺量出相应锉的长度。

③根管预备：准备机用马达头、EDTA凝胶，根据不同种类镍钛锉，调整转速与扭力，量好根管锉工作长度，按次序依次传递给医生。

④准备主尖锉，比初尖锉大2~3号。

（3）根管消毒

①准备超声荡洗，及时吸唾。

②传递棉卷、纸尖和根管消毒材料。

（4）根管充填

①试主尖：根据根管长度选择锥度较大的牙胶尖为主牙胶尖，做好长度标记，然后传递给医生，待医生试主尖后安排患者拍X线片。

②根管准备：患者拍X线片返回后，重新安排患者体位，递冲洗液或超声治疗仪，对根管进行最后消毒。

③隔湿：用橡皮障隔湿或棉卷隔湿、纸尖干燥根管。

④准备根充糊剂：将调好的根充糊剂递给医生，医生将蘸有糊剂的主尖放入根管内，递携热器，并协调强吸抽取烟雾，随后递不同号码垂直加压器。携热器、垂直加压器需交替传递给医生，一般需2~3次。

⑤回填：依次传递回填仪、垂直加压器，交替传递给医生，一般需2~3次，并吸唾。

⑥拍X线片：根管填充完毕后再次拍X线片，合格后进行充填。

⑦充填：根据医嘱准备充填材料。

⑧调𬌗：安装调𬌗车针递给医生，并吸唾，传递咬合纸。

3.治疗后

医生（护士协助）嘱患者治疗后注意事项→整理用物→处理器械→水气路处理、椅位消毒→洗手→将物品放原处备用→预约患者复诊时间并互留电话。

【护理要点】

1.注射麻药前，测量血压，询问过敏史、认真核对名称及有效期。注射麻药时，嘱患者尽量放松，观察患者用药后的不良反应。

2.传递麻醉注射器时避免污染和锐器伤。

3.操作前应确认车针是否安装就位，以防操作时车针从手机上脱落。

4.手机停止使用放回插位时，注意手机车针的放置方向。

5. 随时保持医生操作视野清晰，用三用枪水雾间断地快速冲洗口镜。

6. 随时保持器械清洁，注意无菌操作。

7. 冲洗液要现用现配，不同冲洗液要用单独的冲洗器，不可混抽。抽取时确认冲洗器接头安装紧密后进行传递。

8. 吸引器头不要离冲洗器针头太近，以免冲洗液未起到冲洗作用就直接被吸走。

9. 某些根管长度测量仪会影响心脏起搏器的工作，使用前要询问病史。

10. 管状的糊剂使用后及时拧紧管帽，两种管帽不可交换。

11. 分拣处理物品，检查器械各个细小零件、锉的长度、螺纹有无松解，并记录。

 健康教育

1. 根管治疗后牙体组织逐渐变脆，嘱患者24小时内勿用患牙咀嚼硬物。

2. 向患者说明根管治疗后有不同程度的组织反应，如明显疼痛、肿胀等，应随时就诊治疗，必要时遵医嘱服抗生素、止痛药物或理疗。

3. 尽快冠修复，若长时间未做牙体修复，暂封物松动或脱落产生渗漏，将影响根充效果。

4. 保持良好的口腔卫生。

四、显微根管治疗术的护理

【概念】

显微根管治疗术是借助手术显微镜和显微器械进行根管治疗的方法，与传统根管治疗最大的不同点在于手术显微镜能提供充足的光源进入根管，并可将根管系统放大，使术者能看清根管内部结构，确认治疗部位，在直视下进行治疗。

【适应证】

根管口的定位、钙化根管的疏通、变异根管的预备和充填、根管治疗失败后的再治疗、根管治疗并发症的预防和处理。

【目的】

减少治疗的不确定性，提高牙髓病和根尖周病治疗的成功率。

【物品准备】

1. 同"根管治疗术的护理"一节中物品准备。

2. 特殊物品：显微镜、显微根管锉、显微夹持镊、单面反射口镜、计算机、橡皮障、超声根管预备系列工作头及根尖手术系列工作头。

【治疗流程及护理配合】

1. 治疗前

（1）核对患者信息

核对患者病历及患者姓名→安排患者坐在治疗椅上→系好胸巾→接好漱口水→嘱患者漱口→调整椅位及光源。向患者简要交代治疗大致程序，减轻其紧张感，取得配合。

（2）安装橡皮障

护士协助医生迅速安装和固定橡皮障，并在橡皮障与患者皮肤之间以纱布相隔，以消除患者不舒适感，并可有效防止橡皮障引起的皮肤过敏。在对侧上下磨牙之间置橡胶开口器，减轻患者长时间张口的疲劳。

2. 治疗中

（1）保持口镜清晰

在治疗中始终保持镜面清洁，护士应不断地用气枪轻轻吹拂口镜，并以柔软的网纱蘸75%酒精在治疗间歇清洁口镜表面，以避免在反射口镜的镜面上留下细小划痕，影响反射效果。

（2）排除唾液

在治疗初期需要给予强力吸引，以充分、高效地排唾。在吸唾中会产生大量水雾和磨除的较大块的组织碎屑，要时刻注意避免遮挡术者镜下视野，可将弱吸管置于橡皮障下非治疗一侧的磨牙区，随时吸出唾液，保持口腔舒适。吸唾器的放置要以不遮挡术者的视野，以充分、及时、高效吸引为原则。吸唾器的开口应始终朝向髓腔，或跟随冲洗针头的开口方向，这样才能迅速将根管内排出的液体、固体一并吸除。

（3）传递器械

显微镜治疗时，术者的体位保持固定不动，一般情况下视线不能离开镜头，因此镜下传递器械时除遵循四手操作传递原则外，尤其注意尽量保证器械交接的区域不变，或仅在小范围内变动，而且要保持器械的工作头朝向根尖，与牙体长轴方向保持一致，这样可使术者接过器械便能使用，也可避免刺伤术者及患者。配合时尽量分阶段准备所需器械，将器械按顺序摆放于操作区内。

（4）及时降温

降温是一项很重要的辅助措施，也是显微根管治疗中特有的内容。术者应用ET20D、ET40D或GGBur等器械进行切割的时候，容易产热，这时护士要及时地用气枪吹拂工作尖，以降低切割产生的高温，同时需要随时吹拂口镜表面，保持镜面反射清晰。

（5）资料采集

在治疗中，有时需要护士及时地通过录像系统，将有价值的治疗过程记录保存，用于医患交流或作为教学资料。护士要预先设置好录像设备，集中精力，依操作需要即刻按动遥控器的快捷键录制，后期再行编辑整理。

3.治疗后

医生（护士协助）嘱患者治疗后注意事项→整理用物→处理器械→水

气路处理、椅位消毒→洗手→将物品放原处备用→预约患者复诊时间并互留电话。

健康教育

同"根管治疗术的护理"一节中健康教育。

五、根尖外科手术的护理

【概念】

慢性根尖周炎病变范围较大或根尖周囊肿较大时，单一的根管治疗已不能治愈，需同期进行根尖刮治术或根尖切除术、根尖倒充填术等，促进病变组织的愈合。

【适应证】

1. 广泛的根尖周骨质破坏，保守治疗难以治愈者。

2. 根管钙化、根管严重弯曲或已做桩冠而未能行根管治疗者。

3. 大量根管充填材料超充，且有临床症状或根尖周病变者。

4. 由医源性、内吸收或外吸收引起的根管侧穿或牙根吸收。

5. 根管器械折断超出根尖，且根尖病变不愈者。

6. 根折伴有根尖断端移位，死髓。

7. 根管治疗反复失败，症状不消者。

由于时间限定，患者不能再来复诊者，可将根管治疗与外科治疗合并一次完成。

【目的】

促进病变组织的愈合。

【物品准备】

1. 资料准备：手术前拍患牙X线片、CT、血化验，了解牙根形态、病变部位及范围大小。

2. 患者准备：术前洁牙，询问过敏史、既往病史，女性患者月经期间不宜手术，使患者身心放松，配合手术治疗。

3. 环境准备：手术在独立的手术间进行，术前空气消毒，环境安静、舒适。

4. 药品准备：遵医嘱备局麻药、牙周塞治剂、0.1%氯己定、0.5%氯己定、碘伏棉球、MTA、无菌蒸馏水、骨粉、骨膜。

5. 需行根尖倒充填术的备品：超声仪、超声倒充填预备头。必要时准备开口器、低速手机及车针。

6. 手术器械：灭菌手术衣、手套、口罩、帽子、高速仰角手机、刀柄、11 号刀、眼科剪刀、1 号丝线、5×12 圆针、显微根尖手术包（牙龈分离器、骨膜分离器、骨凿、骨锉、咬骨钳、刮匙、龈下刮治器、组织镊、持针器、直蚊式钳、弯蚊式钳、口镜、探针、牙科镊、骨锤、显微尖刀片、显微剪刀、显微持针器、6/0 针带线）、强吸管、5mL 冲洗器、小方纱数块、手术孔巾 1 条等。

【治疗流程及护理配合】

1. 治疗前

（1）心理护理

向患者简要交代治疗程序，消除紧张感，取得配合，签署知情同意书。

（2）准备患者

核对患者姓名、患者病历和牙位，将患牙的 X 线片放置在治疗椅的阅片灯上→安排患者使患者仰卧于手术牙椅上，充分暴露手术视野；手术器械台与术区相连，形成一个无菌区，方便手术者操作→调整椅位及灯光源。

2. 巡回护士打开无菌手术包，洗手护士及医生穿手术衣，戴帽、口罩、手套。

3. 洗手护士为患者铺无菌手术孔巾。

4. 协助局麻：递碘伏棉球及局麻药，协助扩大手术视野。

5. 术区消毒：0.1% 氯己定 20mL 嘱患者含漱 1 分钟，协助医生用 0.5% 氯己定消毒棉球消毒手术区（包括口唇周围半径 5cm 的范围）。

6. 若根尖手术在根管显微镜下进行，需注意显微镜的防护，用一次性显微镜保护套套住显微镜，在目镜、物镜处开口，用后即弃。

7. 切开：传递手术刀，协助医生在根尖部位切开并止血，牵拉唇、颊侧黏膜，使术野充分暴露。

8. 翻瓣：传递骨膜分离器，协助翻瓣，暴露被破坏的根尖区牙槽骨板。

9. 去骨（开窗）：传递高速仰角手机，去除部分骨块（开窗），暴露根尖病灶，喷水。

10. 肉芽肿、囊肿摘除：传递挖匙和（或）刮匙，完整刮除肉芽肿或囊肿。

11. 根尖切除：用裂钻或骨凿，切除根尖2～3mm，修整牙根断面，喷水。

12. 根尖倒充填：传递超声倒充填预备头，协助医生在根尖部备一倒充填洞形，遵医嘱准备根充材料进行倒充填。

13. 冲洗：刮除和（或）充填完毕后，递无菌生理盐水充分冲洗术区，去除残余的肉芽组织和充填材料，及时吸唾。必要时遵医嘱选择骨膜骨粉进行骨腔充填。

14. 缝合：传递持针器、缝针、缝线，进行创口缝合。缝合完毕，遵医嘱调配牙周塞治剂，敷于创口部位，保护创面，促进愈合，加压包扎。

15. 控制感染：手术过程严格遵循无菌操作原则，防止感染。

16. 病情观察：手术过程中，随时观察患者的反应，如呼吸、脉搏、面色及其他情况，以防并发症发生。

17. 手术结束后，用湿棉球擦净患者口周及面部的血迹。

18. 患者如有不适，让其平卧于牙椅上，直至症状消失后方可离院。

【护理要点】

1. MTA调拌后易干易散，使用时宜现用现调。

2. MTA材料受潮易变性，打开后应密封低温保存，调拌后剩余材料不可放回。

3. 骨膜骨粉要现用现开，多余材料严禁再次使用。

4. 术中严格执行无菌操作原则。

 健康教育

1. 术后避免牵拉口唇，1周内不可用患侧咬硬物，使患牙得到休息。饭后用生理盐水或氯己定溶液漱口，保持口腔清洁，预防感染。

2. 嘱患者24小时间歇冰袋冷敷术区。遵医嘱服消炎止痛药。

3. 术后5～7天复诊、拆线。

4. 嘱患者术后24小时进温冷食物，忌食刺激性热的食物，多食质软、高蛋白的食物，增加机体抵抗力，促进创口愈合。

5. 嘱患者24小时内勿刷牙、漱口，防止伤口出血。

6. 嘱患者定期复查：拍X线片，观察根尖周组织的愈合情况。

六、活体组织切取检查术的护理

【目的】

根据病理检查结果，协助临床做出正确的诊断。

【适应证】

临床怀疑有恶变倾向的口腔黏膜疾病；病理检查有重要诊断价值的口腔黏膜疾病；灼口综合征等恐癌患者排除恶变，以消除其恐惧心理的患者。

【禁忌证】

血常规异常者和血液病患者；有严重的慢性全身性疾病者；切取部位有严重感染者。

【物品准备】

无菌器械盘（孔巾、刀柄、刀片、持针器、缝合线、缝合针、止血钳、镊子、剪刀）、0.5%氯己定棉球、敷料、注射器、麻药、碘酊、无菌手套、油纱、生理盐水、绷带、污物盘、病理瓶、固定液、塞制剂、丁香油、无菌调刀及调板等。

【手术流程及护理配合】

1. 术前行血常规检查。

2. 准备用物，医护向患者解释术中的注意事项，减轻患者心理负担，调好灯光、椅位。

3. 医生消毒口周皮肤，铺无菌孔巾，护士协助医生抽吸麻药及牵拉口角，医生再次消毒手术区，在病损区做梭形切口，较小的局限性病损可以完整切除。

4. 较大的病损于损害和正常的黏膜交界处切取。

5. 当组织深度达黏膜下层，护士协助医生止血，缝合剪线。护士术中密切观察和询问患者有无不适，切下的组织放入固定液中，固定液体积至少是被固定组织的10倍。

6. 手术后将病理检查申请单和组织一并送病理科，整理用物，浸泡清洗消毒器械，物归原处，洗手。

【注意事项】

1. 术前详细询问病史、既往史，行血常规检查。

2. 术前谈话应向患者及家属说明手术意义、手术风险，征得患者及家属的同意。

3. 患者不能在空腹状态下进行手术。

4. 对于不能一次切除的病损切忌勉强切除。

5. 必须手术治疗，而术前活检对疾病本身治疗不利者应避免活检（如恶性黑色素瘤、颈动脉体瘤、血管瘤等）。

 健康教育

1. 手术后让患者休息15~20分钟，无不适方可离开。

2. 告知患者术后局部可能有轻度肿胀，属于正常反应。

3. 活检术后24小时内勿进过热饮食，应进温凉的流质或软食，最好当即吃冷饮。

4. 按医嘱服药，保持口腔清洁，5~7天复诊拆线。

5. 告知患者手术后创口可能遗留瘢痕，局部有麻木感等后遗症。

七、牙齿冷光美白的护理

【概念】

BEYOND冷光美白技术是将波长介于480～520nm的高强度蓝光，经由光纤传导，通过两片30多层镀膜的特殊光学镜片，隔除一切有害的紫外线与红外线，将过氧化氢和直径20nm的二氧化硅等为主体的美白剂，快速产生氧化还原作用，去除上下共16～20颗牙齿表面及深层所附着的色素，达到良好的美白效果。

【适应证】

一般生理性黄牙；外源性着色牙（咖啡渍、烟渍、茶渍等）；轻、中度四环素牙；氟斑牙等。

【物品准备】

BEYOND冷光美白仪、BEYOND冷光牙齿美白剂、VITA16色比色板、照相机、开口器、低速手机、一次性检查盘、吸唾管、吸唾器、抛光杯、剪刀、止痛口服药物或局部注射用药（索米痛片、氨酚待因或2%利多卡因）。

【患者准备】

1. 备好冷光美白知情同意书，患者阅读并签字。

2. 告知患者美白过程40～50分钟，让患者做好心理准备。

3. 询问有无服用止痛药的既往史，根据医嘱备好相应剂量的止痛药，协助患者服药。对不愿接受口服药者酌情局部用药。

【治疗流程及护理配合】

1. 协助医生术前比色，应用VITA16色比色板，拍照存档。特别是针对个别牙齿颈部与体部颜色相差较大的患者，需要两个部位分别比色，认真做好记录。

2. 为患者佩戴护目镜，防止美白灯源的不良刺激。用清水调拌抛光沙，安装抛光杯进行牙面抛光，嘱患者漱口。

3. 为患者涂护唇油，特别注意唇内侧及前庭沟部位未遮盖牙龈保护剂的软组织涂布均匀。

4. 协助医生为患者佩戴开口器，告知患者此时不能再说话，有唾液护士会及时吸出或者自行咽下。

5. 取护面纸巾，协助固定于开口器与面部皮肤之间，剪开隔湿棉卷，放置于上下唇内侧。

6. 医生吹干牙面及龈缘，递牙龈保护剂，均匀涂于牙龈上，遮盖龈缘及以下3～4mm宽，递光固化灯，固化牙龈保护剂。

7. 擦干牙面，递美白凝胶，医生均匀涂抹于上下颌前牙及前磨牙共16颗牙齿外表面。

8. 协助医生调整美白仪照射角度，应与牙齿表面成90°垂直，美白仪的灯头尽量靠近开口器。

9. 按下美白仪开始键，开始第一次8分钟光照（根据牙齿变色的原因可调整光照时间），光照结束后美白仪会自动停止，此过程中护士随时吸出患者口中唾液，切记吸唾管不能碰到凝胶，且一定不要将唾液滴到美白凝胶的表面。

10. 根据一次光照后牙齿变白程度重复8～10步骤2次。

11. 吸掉牙面的美白凝胶，剪开过氧化氢美白液，将其倒入美白剂中，调拌成糊状，均匀涂抹于牙面上，再次光照8～10分钟。

12. 吸掉牙面残留美白剂，取下棉卷及牙龈保护剂，摘掉开口器及护目镜，嘱患者彻底漱口。用棉签将氟保护剂涂于擦干的牙面上，嘱患者5分钟后即可漱口（避免将氟保护剂大量吞入口中）。

13. 患者漱口后，做术后牙齿比色，拍照存档。

14. 整理用物，注意勿将残留药物及所用器械与患者头面部皮肤接触。

健康教育

1. 告知患者，美白术后1周内不能吸烟、喝红酒和咖啡等有色饮料及食用颜色较深的食品等。

2. 美白术后有一些牙齿过敏的现象，一般在24～48小时内可自行消失。

3. 术后有些患者会有牙龈或唇黏膜变白，在24小时后会自行消失。

4. 根据医嘱和患者选择可预约第二次美白时间，一般5~7天可重复上述美白经过。

5. 按要求使用美白牙膏。

八、四手操作护理技术

【概念】

四手操作是在口腔治疗的全过程中，医生和护士采取舒适的坐位，患者采取放松的仰卧位，医生和护士双手同时在口腔治疗中完成各种操作，护士平稳而迅速地传递所用器械、材料和药物。

【目的】

是通过医生和护士之间的流畅、高效率的配合以增加患者的舒适度，提高工作效率及医疗质量，最大限度地降低医护的压力和疲劳。

【医生、护士、患者的体位及动作】

1.医生体位

坐骨粗隆与股骨粗隆连线呈水平位，脚平放在地板上，下肢垂直，两腿自然分开。身体长轴垂直，后背挺直，上臂长轴垂直，肘部靠近躯体。头部向前倾斜约30°，医生的眼睛距离患者口腔36～46cm。

2.护士体位

头部垂直，后背挺直，扶手在肋下区，肘部靠近身体，双脚在脚托上。左髋部与患者肩部平齐，大腿与地面平行；大腿与患者左耳、左肩连线平行；与患者身体的长轴成45°。面向医生成对角线，比医生座椅高10～15cm。

3.患者体位

护士接待患者就诊后，嘱患者坐到综合治疗椅上，调至仰卧位，头部位置舒适，头与腿应处于同一高度，全身放松。椅位垂直高度的变化应调至与医生的高度相适应，一般升高15～25cm，使医生的大腿完全平放在椅背下，使工作点位于正常距离范围内，位于胸骨中部水平。预备上颌牙时患者平卧或与地面成30°，上颌𬌗平面与地面可成90°～110°角；预备下颌牙时患者30°～45°半卧位，牙列𬌗平面与地面可成45°或平行地面。脊柱畸形患者，肩下可垫小垫以支撑头肩。女性患者应将长发束起，避免散开滑落到扶靠手边缘，污染器械并妨碍医生工作。对于儿童、老年体弱者，护士应协助其处于舒适体位。术者、助手及设备与患者间的位置关系可分为4个活动区，用时钟的字码表示。

术者区：7～12点间，一般为11点处。术者在右下后牙区工作时，多选用7～9点位置；在前牙区工作时，多选用12点工作位。术者区也是患者到达和离开椅位的通道。

静态区：12～2点间，此处可放活动柜。

助手区：2～4点间，助手通常保持在3点的位置。

传递区：4～7点间，最靠近患者口腔部位，是医生和护士传递材料和器械的区域，是安放牙科设备最适宜的位置。

【器械的传递与交换】

1.器械的传递

传递时要求时间准确、位置恰当，传递无误。器械传递的方法有：握笔式直接传递法，掌-拇指握式传递法，掌式握持传递法。最常用的方法为握笔式直接传递法，即医生以拇指和食指以握笔方式接过器械，护士以左手握持器械的非工作末端传递器械。医生从患者口中拿出器械时，护士左手保持在传递区，准备接过已用完的器械，正确地接过器械的部位是在非工作端。传递过程中应注意：①禁止在患者头部传递器械，以保证患者治疗安全。②传递器械要准确无误，防止器械污染。③器械的传递尽可能靠近患者口腔。

2.器械的交换

器械交换法有双手器械交换法、平行器械交换法和旋转器械交换法。

（1）常用的方法为平行器械交换法，即护士以左手拇指、食指及中指握持非工作端递送下一步需要使用的器械，以无名指和小指接过使用后的器械。

（2）双手器械交换法为护士左右手同时使用，左手接过使用后的器械的非工作端，右手握持需要使用的器械近工作端（注意不污染前端）递送给医生。

3.在器械交换过程中的注意事项

（1）护士应提前了解病情及治疗程序，准确、及时交换医生所需器械。当医生治疗结束后，将器械离开患者口腔2cm左右时，护士应及时准备交换下一步治疗所需器械。

（2）器械交换过程中，护士应注意握持器械的部位及方法，以保持器械交换顺利，无污染，无碰撞。

（3）器械的交换应平行进行，尤其对锐利器械要格外注意，防止损伤患者面部。

【吸唾器的使用】

1.吸唾器的目的

（1）排除水雾、粉尘等给患者带来的不适。

（2）保持工作区无水、无唾、无碎屑。

（3）用来牵拉、推开口内软组织。

（4）缩短整体治疗时间，提高牙医的工作效率。

（5）维持诊室空气清洁，预防医生、护士及患者潜在的感染。

2.吸唾器的种类

（1）强吸

优点：吸力大，可以快速有效清除口腔内大量液体与固体碎屑；去除作用在牙齿上的酸蚀剂等药物，避免刺激黏膜组织；清除异味和烟雾；牵拉舌颊，使术野更清晰。

缺点：噪声较大，容易引起患者紧张或不适；操作不当会干扰术者的操作视野；若吸头过于接近口腔软组织，可能吸住部分软组织甚至造成创伤；若触及软腭有可能引起呕吐反射。

（2）弱吸

优点：周径小，很容易放进患者口角或舌下且不会伤及黏膜组织；患者处于仰卧位时，唾液与冷却水往往积在咽部，弱吸头可在咽喉区进行吸唾；可以更接近被预备的牙齿并辅助性牵拉颊舌；当不能四手操作时，弱吸可以挂在口腔中，但应置于工作端的对侧，减少工作区器械的数量。

缺点：其负压的强度不足以去除固体碎屑、酸蚀剂、异味等。

3. 吸唾器的握持方法

掌指式和握笔式。

4. 放置吸唾器的基本原则

（1）和医生操作方向一致。

（2）先于口镜手机就位。

（3）不接触软腭，不超过前腭弓以免引起咽反射。

（4）尽量靠近被治疗的牙齿，在进行牙体预备时保持一定距离（离开 1cm）。

（5）吸唾器头的斜面应与牙齿的颊面或舌面平行。

（6）不影响医生视线和口腔内器械操作。

5. 放置吸唾器的基本位置

（1）操作区：在操作区吸唾，吸唾头应尽可能接近并平行于牙体预备的颊侧或舌侧，尽快吸走水分并辅助牵拉腮颊及舌头，防止影响术者视线。

（2）咽喉区：当操作区吸唾不能有效去除所有的水和液体时，建议在咽喉区吸唾。不能接触软腭、咽部，吸唾同时注意观察患者表情，确保安全舒适。

【四手操作技术的优、缺点】

1. 优点

（1）提高工作效率的同时也保证质量。

（2）减轻劳动强度、缩短诊疗时间。

（3）增加就诊人数。

（4）提高经济收入。

（5）杜绝院内感染。

2. 缺点

（1）需要专业培训人员，增加成本开支。

（2）没有助手时医生难以自行拿取器械。

【四手操作技术对护士综合素质的要求】

1. 操作前

（1）保持治疗区域的整洁，将常用的器械、物品按规定摆放整齐，随时准备接待患者。

（2）护士应以高度的责任心和同情感，主动热情地接待患者。患者进入诊疗室后，护士应辅助患者处于舒适体位，调节合适光源，指导口腔含漱，为患者围好胸巾，以减少诊疗室内空气污染及防止患者衣物污染。

2. 操作中

（1）护士必须熟悉本专业知识及口腔常见病和多发病的病因、诊断、治疗及预防方法，并熟悉掌握各种临床疾病治疗过程的每一步骤，具有丰富的四手操作技术的理论，以娴熟的技能主动配合、参与治疗，真正达到高效率、高质量地为患者服务。

（2）协助医生拉开患者口角，以保持手术区域视野清晰，注意正确使用吸引器，以防损伤软组织。

（3）要了解医生合理的工作程序，做好器械、材料、药品的准备工作，将已准备好的器械、材料迅速、平稳、准确地传递到医生手中。材料的调拌质地要合乎要求，量适中，保证治疗的正确实施及达到最佳的诊疗辅助效果。在治疗过程中，医生、护士默契配合，始终以轻松自然不扭曲的体位进行操作，即使用以人类正常的生理活动为基础的操作位。

（4）随时进行卫生宣教，注意观察患者反应，发现情况及时向医生报告，并协助处理。

3. 操作后

（1）熟悉现代牙科医疗设备、器械的性能和保养，严格执行保护性医疗制度。

（2）向患者交代注意事项，预约下次复诊时间，清理用物，常规消毒，归还原处。若是一次性口腔检查盘、注射器，需依据一次性卫生材料处理原则进行焚烧或回收处理，对其他口腔专科所用器械，按物品性质进行分类、消毒、灭菌处理，严禁污染的医疗用品重新使用或流向社会。

（3）对使用过的治疗椅及治疗台等物体表面，可使用表面消毒湿巾进行擦拭消毒。进行治疗椅的水气路消毒处理。

（4）手机一人一用一灭菌，吸引器一人一用一废弃，以免交叉感染。

九、综合治疗椅水气路清洁消毒处理操作

【每天治疗开始前】

1. 中央供水：高低速手机管路、三用枪、洁牙机连接头部放入口杯内排水冲洗 2 ~ 3 分钟；

强弱吸吸管吸取净化水 1000mL；500mL 净化水冲洗痰盂（注意冲洗时不带手机、车针、三用枪头、洁治头。注意遮挡，防止气溶胶）。

2. 独立供水：将储水瓶装入净化水，开启水路系统冲洗管道内腔和供水系统 30 秒。

【每次治疗前】

医生脚踏带车针手机 30 秒。

【每次治疗结束后】

将高低速手机、三用枪、洁牙机（保留车针、三用枪头、洁治头）连接头部侵入盛有净化水的口杯内排水 30 秒，冲洗手机和水路管道；强弱吸吸管吸取口杯内净化水冲洗吸引器管道；清洁并消毒痰盂。

【每天治疗结束后】

1. 中央供水：强弱吸吸管吸取 500mg/L 含氯消毒液 1000mL，使管腔内充满消毒液，消毒供水管道，作用 30 分钟后吸取大量净化水冲洗管道（无腐蚀性的消毒液可作用到次日使用前）。

2. 独立供水：向储水瓶中加入适合综合治疗椅使用的消毒液，开启水路系统 30 秒。

3. 定期在吸取消毒液前吸取多酶清洗液清洁管道（根据清洗液的说明书进行配比）。

4. 含氯消毒液消毒并清洁痰盂和综合治疗椅吸唾部位的过滤器。过滤网定期进行拆卸擦洗。

十、综合治疗椅表面清洁消毒处理操作

【 表面消毒湿巾 】

1. 取适量的消毒湿巾擦拭牙椅灯表面及拉手、控制开关表面、手机、三用枪与连接线的连接处、综合治疗台表面、椅位扶手等部位。

2. 擦拭原则：自上而下，由洁到污擦拭，注意导线长度；湿巾对折，一个部位擦拭后换面，一面擦拭一个部位。"S"形擦拭。

【 防污膜 】

控制开关表面等平整的区域也可用防水防污膜覆盖。一人一更换，即每位患者治疗结束后，医务人员摘除手套前将防污膜丢弃，在下一位患者治疗前，洗手或将手消毒后覆盖新的防污膜。

十一、橡皮障隔离技术

【概念】

橡皮障隔离技术是应用橡皮障系统以提供干燥、清洁术野的技术。原理：利用橡皮布的弹性，打孔后套在牙颈部作为屏障，使接受治疗的牙冠与口腔隔离的一种方法。目前，橡皮障广泛应用于口腔科的治疗中。

【适应证】

根管治疗、龋洞充填；牙体预备、桩核及烤瓷冠的粘接。

【禁忌证】

口角开裂；唇疱疹患者；呼吸系统疾病、呼吸困难者；哮喘；心理恐惧者。

【相对禁忌证】

重度牙周病，结石Ⅱ° 以上，接触过紧者。

【橡皮障的优点】

1. 提供不受唾液、血液和其他组织液污染的操作空间。

2. 保护牙龈、舌及口腔黏膜软组织，避免手术过程中受到意外损伤。

3. 防止患者吸入或吞入器械、牙碎片、药物或冲洗液。

4. 保持术者视野清晰，提高工作效率。

5. 减少患者频繁漱口，反复更换隔湿棉卷，缩短诊疗时间。避免因棉卷侵入口腔对患者造成恶心、呕吐等不适感。

6. 避免使用热牙胶根充时烫伤患者口唇。

7. 防止医源性交叉感染。

【组成】

1. 橡皮障布：多呈方形。牙髓病治疗多选用不易撕裂中型或厚型。

2. 橡皮障打孔器：头部有特殊圆盘，盘上有不同大小的圆孔，打孔时根据牙齿的大小选择不同的孔径。

3. 橡皮障架：支撑和固定套在牙上的橡皮障。

4. 橡皮障钳：用于安放、调整和去除橡皮障夹。

5. 橡皮障夹：又称固持器。分有翼和无翼两种。

6. 牙线：检查邻接触、邻面的光滑情况。

7. 橡皮障固定楔线：分开多个隔离牙，固定橡皮布。

8. 橡皮障定位打孔模板：标明打孔位置。

9. 辅助工具

（1）开口器：有助于患者保持长时间的开口状态，减少疲劳。

（2）封闭剂：封闭橡皮障夹周围间隙。

【物品准备】

橡皮障布、打孔器、橡皮障架、橡皮障夹、橡皮障钳、橡皮障定位打孔模板、水门汀充填器、麻药、麻药枪、表麻膏、碘伏、一次性针头、棉签、凡士林油、橡皮障固定带、牙线、封闭剂、剪刀、开口器。

【护理】

1. 术前护理

（1）安抚患者紧张的情绪，嘱患者放松，不要紧张，如有不适举左手示意，切不可乱动，以免损伤软组织。

（2）测血压。询问患者有无橡胶过敏史。

（3）准备麻醉药：注射麻药前询问患者有无过敏史，高血压患者慎用如复方阿替卡因注射液等含肾上腺素的麻醉药，确定无过敏史后方可使用。护士在工作区域核对无误后将麻药安放好。传递碘伏棉签和安装好碧兰麻的注射器。

（4）给患者口角涂凡士林油。

2. 术中护理

（1）选择合适的橡皮障布，在橡皮障布的左上角打一定位孔，以便确定方向。

（2）根据牙位在橡皮障模板上画点定位。

（3）转动打孔器圆盘，选择合适的孔径打孔。

（4）核对牙位，选择合适的橡皮障夹。

（5）以单颗牙翼法为例：持橡皮障钳将橡皮障夹两侧翼套入打好的孔

中并传递给医生。

（6）医生夹持牙齿，护士将水门汀充填器传递给医生，并将橡皮障夹两侧翼上的布翻下。

（7）安放橡皮障架，医生和护士同时进行。护士在一旁协助，保持视野清晰。

（8）使用橡皮障钳调整夹与布的位置。使其无缝隙。

（9）再次核对牙位。

放置方法如下：

翼法：打孔——上橡皮障夹（翼）——夹持牙齿——上橡皮障架。

弓法：打孔——上橡皮障夹（弓）——夹持牙齿——上橡皮障架。

橡皮障优先法：打孔——牙齿套橡皮障——上橡皮障夹——上橡皮障架。

3.治疗后

护士将镊子传递给医生，取下橡皮障固位带或传递橡皮障钳，将橡皮障架、橡皮障夹、橡皮障布一并取下。

【注意事项】

1.上好的橡皮障最好能够露出患者的鼻子，以利于患者呼吸。

2.检查夹与牙齿的大小是否合适，橡皮障夹经常使用后会变形，如果是后牙要减少横向张力，以免橡皮障夹从牙上滑脱。

3.打孔后应去掉一个完整的圆；打孔时应避免太用力；牙齿较大时采用交叠打孔，减少拉伸和撕裂，以免橡皮障裂开。

第2章
牙周病科常见疾病的护理

一、牙周病的治疗计划及护理

（一）牙周病治疗的总体目标

【基本目标】

消除炎症及其所导致的不适、出血、疼痛等症状，使牙周破坏停止，并促使组织修复再生。

【恢复牙周组织的形态】

1. 牙龈和骨组织：通过手术恢复牙龈及骨的生理外形。

2. 牙齿邻接关系。

【恢复牙周组织的功能】

1. 修复缺牙。

2. 恢复咬合功能。

3. 纠正不良咬合习惯。

【维持疗效，防止复发】

牙周治疗计划执行过程中，对患者进行反复细致的口腔卫生指导并劝其戒烟，坚持自我控制菌斑，定期复查、复治等使疗效得以巩固，以求长期或终生保存牙齿。

（二）牙周病的治疗流程

【基础治疗】

即第一阶段。

目的：消除致病因素，使炎症减轻到最低程度，并为下一阶段的治疗做准备。

基础治疗流程图：菌斑显示→龈上洁治 —1周→ 龈下刮治（半口龈下刮治）—1周→ 龈下刮治（另半口龈下刮治）—2周→ 菌斑显示 —1个月→ 复查复治→维持治疗（定期复诊）。

1. 菌斑控制

菌斑控制是治疗和预防牙周病的必要措施，是牙周病基础治疗的重点。

菌斑显示剂有液体和片剂两种剂型。常用液体是将蘸有显示剂的小棉球或棉签涂布于牙面，滞留1分钟后漱口，牙面上的菌斑被染色，可以清晰地看到牙面上菌斑覆盖的位置和面积。

2. 龈上洁治术

龈上洁治术是指用洁治器械去除龈上牙石、菌斑及色渍并磨光牙面，从而延迟菌斑和牙石的再沉积。常用超声波洁牙机洁治。

（1）适应证：牙龈炎、牙周炎、预防性治疗、口腔其他治疗前的准备。

（2）禁忌证：装单机心脏起搏器的患者，肝炎、肺结核等传染性疾病患者。

（3）治疗步骤：2%碘酊术区消毒→分区域行洁治术→抛光牙面→牙周组织冲洗→2%过氧化氢冲洗龈沟或牙周袋→局部用药（上消炎收敛类药物）。

3. 龈下刮治术

龈下刮治术是用比较精细的龈下刮治器刮除位于牙周袋内根面的牙石和菌斑，以及病变牙骨质。

（1）常用方法：手工龈下刮治法，超声龈下刮治法。

（2）手术步骤：2%碘酊术区消毒→分区分象限行龈下刮治→冲洗牙周袋→局部用药。

4. 调𬌗

调𬌗是用砂石轮磨改牙齿外形以消除创伤𬌗的方法。调𬌗应在龈下刮治后2～4周，牙周炎症被控制后进行。

（1）适应证：有创伤殆的牙齿，牙齿形态异常，殆干扰牙和食物嵌塞。

（2）治疗步骤：找出早接触或干扰的牙和部位，磨改以消除早接触点或殆干扰牙。

5. 拔牙

拔除无保留价值或预后极差的患牙，对不利于将来义齿修复的患牙也应在适当时机拔除。

6. 消除菌斑滞留因素

如充填龋洞、牙髓治疗、改正不良修复体、治疗食物嵌塞等。

7. 药物治疗

患者在接受龈下刮治后用含氯己定或甲硝唑等漱口液漱口，必要时遵医嘱口服甲硝唑0.2g/次，每日3次，连用5天。

【牙周手术治疗】

即第二阶段。在第一阶段治疗结束后4周时，牙龈的炎症已基本消退，此时如果仍有5mm以上的牙周袋，且探诊仍有出血，或牙龈及骨形态不良、膜龈关系不正常时，则需要采取手术治疗。其目的是为了能在直视下进行彻底的根面平整和清除感染组织，以纠正牙龈及骨的外形。手术主要包括以下内容：

1. 翻瓣术

将袋内壁切除并翻开黏骨膜瓣，在直视下进行根面及软组织清创，同时可对病理性骨突或骨缘加以修整，以恢复牙周组织的生理形态和功能，以利形成新附着。

2. 膜龈手术

用以改正附着龈过窄牙龈退缩及唇颊系带附着位置不佳等的手术，以巩固牙周治疗效果和解决美观问题。

3. 植骨术

在根分叉病变或垂直性骨吸收处，通过移植自体骨、异体骨或骨替代品达到牙槽骨牙周膜及牙骨质的再生。

4. 引导性组织再生术

利用可降解或不可降解的生物膜材料，以阻挡上皮细胞或结缔组织细胞过早地在手术区根面贴附生长，从而有利于牙周膜细胞优先占据术区的根面，利用牙周膜的分化再生能力，形成新的牙骨质、牙槽骨和牙周膜。

5. 牙种植术

用外科手段将人工牙植入牙槽骨内以支持上部结构义齿修复体的方法。

【修复治疗及松牙固定术】

即第三阶段。一般在牙周基础治疗后 2～3 个月开始进行。

【牙周支持治疗】

即第四阶段。也称维护期，其内容包括：

1. 定期复查

每 3～6 个月临床复查一次，最好 3 个月、6 个月、1 年左右分别拍摄 X 线片，进行病情的监测和比较。

2. 复查内容

检查患者牙菌斑控制情况及牙石量的多少，牙龈炎症及牙周袋深度、附着水平、咬合情况及功能、牙松动度等。

3. 复诊

根据复查发现的问题进行治疗，并针对患者在执行口腔卫生措施中存在的问题给予指导。

以上 4 个阶段的治疗计划视每一位患者的具体情况而定，第一和第四两个阶段的内容对每一位患者都是必需的，而第二和第三阶段的内容则酌情选用。

二、龈上洁治术的护理

【术前准备】

1. 患者准备

核对患者病历及患者姓名→安排患者坐在治疗椅上→询问病史及药物过敏史→系好胸巾→接好漱口水→嘱患者漱口→调整椅位及光源，然后关闭灯源→戴好防护镜。

2. 物品准备

（1）常规用物：一次性检查盘、一次性口杯、吸唾管、吸唾器、防护膜、防护镜、三用枪、孔巾。

（2）药品：碘伏棒、3%过氧化氢冲洗液、抛光膏、碘甘油等。

（3）龈上洁治用物：超声波洁牙机及工作尖1套、牙周探针、手用洁治器（大镰刀、牛角、锄形或直角）、牙周冲洗器。

（4）喷砂用物：喷砂机、喷砂头、喷砂粉。

（5）抛光用物：低速弯机头、抛光杯（或矽粒子）。

【术中护理】

1. 超声洁牙机去除牙石

医生：用超声洁牙机去除龈上牙石及菌斑。

护士：时刻保持术野清晰，及时吸唾。

医生：治疗上、下前牙唇侧时。

护士：主要将吸唾管置于洁牙区1～2cm处，协助吸唾，偶尔吸咽喉部积聚的液体，避免碰到患者的舌咽部、软腭，以免引起恶心。及时擦净喷溅在患者脸上的水雾。

医生：治疗上、下前牙舌侧时。

护士：将吸唾管置于后磨牙区或上、下前牙舌侧，协助吸唾。同时要用三用枪吹净口镜的镜面，保证治疗时术野清晰。

医生：治疗上、下颌后牙颊舌侧时。

护士：将吸唾管置于后磨牙区，注意进行间断吸唾，保护患者的颊舌黏膜，避免刺激患者的咽部。

2. 病情观察

洁治过程中，护士需随时观察患者一般情况，如面色、表情、张口情况及是否疼痛等，如果患者张口过于疲劳，应休息片刻后继续治疗。

3. 冲洗

医生：用3%过氧化氢冲洗牙龈缘或牙周袋。

护士：将3%过氧化氢倒入药杯中，用牙周冲洗器抽吸药液5mL，旋紧针头，递给医生，同时将冲洗时产生的泡沫吸走，注意不要遮挡医生的视野。

4. 喷砂

医生：用喷砂机去除烟斑及色渍。

护士：将适量的喷砂粉倒入喷砂机中，连接机器，打开开关调节好水气量。为患者铺盖孔巾，因为治疗的过程中会喷溅粉雾。及时吸净患者口中的液体及粉雾，操作完后嘱患者漱口。

5. 抛光

医生：用抛光杯给牙面进行抛光。

护士：将抛光杯安装在低速手机上，将抛光膏置治疗盘一角并递给医生，同时进行吸唾。

6. 上药

医生：全口上药。

护士：递局部抗生素碘甘油，协助医生上药。

【术后护理】

1. 清洁面部污垢、血迹，递纸巾、镜子，让患者整理容貌。

2. 弃去一次性物品，如：胸巾、吸管、漱口杯、检查盘、牙椅套及避污薄膜，按要求进行分类处理。其他使用后的器械按供应室消毒流程进行处理。

3. 选用不伤皮革、无刺激性、无颜色的化学消毒湿巾进行牙椅表面消毒。

4. 擦拭痰盂外部，保持清洁、无味。

健康教育

1. 告知患者上药30分钟内勿漱口、饮水和进食，以保证药物疗效。

2. 告知患者洁治后会有轻度冷热敏感症状，属于正常现象，不用过分担心，1周左右症状可缓解。

3. 告知患者正确的刷牙方法，保持良好的口腔卫生状况。

4. 告知患者定期进行洁治。

三、龈下刮治术的护理

【术前准备】

1.患者准备

复诊患者：核对患者病历及患者姓名→安排患者坐在治疗椅上→系好胸巾→接好漱口水→嘱患者漱口→调整椅位及光源→戴好防护镜→询问上次治疗后的简单情况。

2.物品准备

（1）常规用物：一次性检查盘、一次性口杯、吸唾管、吸唾器、防护膜、防护镜、三用枪。

（2）药品：碘伏棒、局麻药、3%过氧化氢冲洗液、碘甘油等。

（3）龈下刮治用物：麻醉仪或麻药枪、超声波洁牙机及工作尖1套、牙周探针、刮治器1套（5/6、7/8、11/12、13/14）、牙周冲洗器。

【术中护理】

1.麻醉

医生：使用麻醉仪或麻药枪进行局麻。

护士：将碘伏棒传递给医生进行局部消毒，安装好的麻药核对无误后也递给医生。

2.龈下刮治术

医生：治疗上、下前牙唇侧时。

护士：主要将吸唾管置于前牙区1～2cm处，协助吸唾。适时用干棉球擦拭牙面上的肉芽组织，保持术野清晰。偶尔将吸唾器放置后磨牙区吸咽喉部积聚的液体，避免碰到患者的舌咽部、软腭，以免引起恶心。

医生：治疗上、下前牙舌侧时。

护士：主要将吸唾器置于后磨牙区，协助吸唾。同时要用三用枪吹净口镜的镜面，保证治疗时术野清晰。

医生：治疗上、下颌后牙颊舌侧时。

护士：将吸唾管置于后磨牙区，注意进行间断吸唾，保护患者的颊舌黏膜，避免刺激患者的咽部。适时用三用枪冲洗治疗区域，并用三用枪吹净口镜的镜面，保持术野清晰。

3. 根面刮治

医生：使用龈下刮治器刮治并进行根面刮治。

护士：遵医嘱传递刮治器，并在医生使用每一根刮治器后，交替传递探针进行检查。

4. 病情观察

刮治过程中，护士需随时观察患者一般情况：如面色、表情、张口情况、是否疼痛、局麻后有何反应等，如果患者张口受限或过于疲劳，应休息片刻后继续治疗。

5. 冲洗

医生：用3%过氧化氢冲洗牙龈缘或牙周袋。

护士：将3%过氧化氢倒入药杯中，用牙周冲洗器抽吸药液5mL，旋紧针头，递给医生，同时将冲洗时产生的泡沫吸走，注意不要遮挡医生的视野。

6. 上药

医生：全口上药。

护士：递局部抗生素碘甘油，协助医生上药，牙周袋较深的部位上盐酸米诺环素。

【术后护理】

1. 清洁面部污垢、血迹，递纸巾、镜子，让患者整理容貌。

2. 弃去一次性物品，如：胸巾、吸管、漱口杯、检查盘、牙椅套及避污薄膜，按要求进行分类处理。其他使用后的器械按消毒供应中心消毒流程进行处理。

3. 选用不伤皮革、无刺激性、无颜色的化学消毒剂进行牙椅表面消毒。

4. 擦拭痰盂外部，保持清洁、无味。

健康教育

1. 告知患者上药30分钟内勿漱口、饮水和进食，以保证药物疗效。

2. 麻药药效会在2～3小时后失效。

3. 告知患者刮治后会有轻微牙龈渗血，属于正常现象，不用过分担心，24小时后可逐渐缓解。如有持续出血请及时就诊。

4. 在麻药药效未消退时，勿食用过热食品及热水，以免烫伤。

5. 告知患者正确的刷牙方法，保持良好的口腔卫生状况。

6. 告知患者定期复诊。

四、松牙固定术的护理（强力纤维强化树脂夹板固定法）

【术前准备】

1. 患者准备

按口腔内科一般护理：核对患者病历及患者姓名→安排患者坐在治疗椅上→系好胸巾→接好漱口水→嘱患者漱口→调整椅位及光源→戴好防护镜→询问病史及药物过敏史。

2. 物品准备

（1）常规用物：一次性检查盘、一次性口杯、吸唾管、吸唾器、防护膜、防护镜、三用枪、棉卷。

（2）特殊用物：纤维固定带、热切割刀、粘接剂、涂药棒、流动树脂、光敏固化灯、牙线。

【术中护理】

1. 量取纤维固定带的长度

医生：用牙线作为参照物量取纤维固定带的长度。

护士：将一段牙线传递给医生，协助医生测量所需纤维固定带的长度，传递纤维固定带，确定好长度后，传递热切割刀，协助医生切割。

2. 固定

医生：涂抹粘接剂，并光固化照射。

护士：传递蘸有粘接剂的涂药棒，待气枪吹均匀后传递光固化灯。

医生：使用流动树脂依次将纤维固定带固定松动牙，并光固化照射。

护士：传递流动树脂，待医生涂布松动牙齿牙面后，传递纤维固定带，协助医生放置在松动的牙面上，传递光固化灯进行照射。

医生：在纤维固定带表面涂抹流动树脂至完全覆盖纤维固定带，并光固化照射。

护士：传递医生流动树脂，待医生将流动树脂覆盖在纤维固定带表面，传递光固化灯进行照射。

医生：修整表面形态，调验抛光。

护士：根据医生习惯，将车针按顺序依次安装在高速手机上，同时配合吸唾。

【术后护理】

1.清洁面部污垢，递纸巾、镜子，让患者整理容貌。

2. 弃去一次性物品，如胸巾、吸管、漱口杯、检查盘、牙椅套及避污薄膜，按要求进行分类处理。其他使用后的器械按供应室消毒流程进行处理。

3.选用不伤皮革、无刺激性、无颜色的化学消毒剂进行牙椅表面消毒。

4.擦拭痰盂外部，保持清洁、无味。

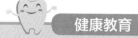

健康教育

1.告知患者正确的刷牙方法，强化口腔卫生，指导患者使用间隙刷清洁固定牙齿的临面。

2.告知患者治疗期间避免使用患侧牙咀嚼。

3.告知患者定期复诊。

五、牙周病手术的护理

【概述】

遵循一般外科手术的护理原则，牙周手术涉及牙龈、牙槽骨、牙周膜及牙体组织，且手术范围狭小，加上颊部和舌的干扰，使手术区照明不利、视野不清，增加手术的难度。良好的护理可以缩短手术时间，提高手术质量，防止发生意外（如小器械、敷料等掉入气管或食管），减轻患者痛苦，从而获得更为理想的手术效果。

常用的牙周手术方法：牙龈切除术、牙龈成形术、翻瓣术、骨成形术、植骨术、引导组织再生术、膜龈手术等。

【术前准备】

1. 心理护理

（1）消除患者紧张情绪。

（2）帮助患者了解手术目的、方法及预后，交代手术费用和手术风险性。

（3）指导患者术中配合，避免用口呼吸，预防误吞，如有不适举手示意，不要突然坐起。

2. 患者准备

术前1周完成牙周基础治疗。血常规、出血及凝血功能异常者，感冒鼻塞者，女性月经期间，局部口腔溃疡者暂停手术。

3. 环境准备

手术在门诊单人治疗室或小手术室进行。

4. 手术用物准备

灭菌手术衣、手套、口罩、帽子、吸唾器、吸唾管、无菌纱布、刀片、缝合针线、器械盒、麻药枪、麻药、碘伏、生理盐水、牙周塞治剂，遵医嘱备特殊材料如人工骨、组织再生膜等。

5. 嘱患者用碘伏液漱口，含漱1分钟。

6. 调整医生、护士与患者的位置，使患者仰卧在手术牙椅上，充分暴露手术视野；手术器械与手术区域相连，形成一个无菌区且方便手术者操作。

7. 协助局麻

局部浸润麻醉多用复方阿替卡因注射液，麻醉效果显著，注意用药禁忌证。

8. 术区消毒

碘伏棉球消毒术区（包括口唇周围半径5cm的范围）。

【术中护理】

1. 巡回护士

医生：穿手术衣、戴无菌手套。

护士：协助医生穿手术衣，打开无菌器械包。

医生：铺孔巾（注意与手术区域相连形成一个无菌区以方便手术者操作为宜）。

护士：协助医生铺孔巾，连接吸唾管，将无菌器械打到操作区域内。

医生：调整椅位。

护士：调整光源。

2. 器械助手

医生：根据手术种类进行手术切口。

助手：左手持吸唾管，随时吸除口内及术区的积血和唾液，防止刺激患者咽部引起呛咳，保持术区清洁无血。吸引器必须保持通畅，防止血凝块堵塞管腔。

医生：翻瓣。

助手：传递刮治器，并及时擦净器械上的血渍。

医生：手术部位冲洗，用生理盐水进行冲洗。

助手：及时吸唾，吸净术中刮除的牙石及炎性组织。

医生：压迫止血。

助手：协助医生压迫止血，用蘸有生理盐水的湿纱布以适当力量压迫创面而不要用力擦，以免损伤软组织。

医生：龈瓣复位。

助手：协助医生龈瓣复位，用湿纱布压迫已正确复位的龈瓣，使之与根面贴合。

医生：缝合。

助手：协助医生缝合，递针线、剪线、止血，以提高缝合速度，避免发生脱针。完毕后彻底检查口腔内是否有残留的线头、小敷料、缝针等，及时清除。

医生：上药。

助手：协助医生上牙周塞治剂。待医生用纱布拭干伤口表面，递牙周塞治剂敷于伤口处，并协助用湿棉签或棉球（0.5%氯己定）轻压塞治剂，使之完全覆盖创面。完毕后仔细检查渗血及塞治剂固位情况。

医生：书写病志。

助手：清理用物。与巡回护士清点器械、敷料，确保无误。用湿纱布清洁患者口唇周围血渍，揭去孔巾，撤除手术用物。

3. 巡回护士还应负责

（1）术中观察患者反应，包括脉搏、体温等；嘱患者若有不适举手示意。患者若确需讲话，手术必须暂停，并清理口内所有敷料、器械等物品，吸干液体，再让患者说话，以免呛咳。

（2）术中及时添加敷料，如出血量较多，及时给予局部止血药物（如吸收性明胶海绵、1%肾上腺素、骨蜡等），并做好急救准备。

（3）根据手术需要准确调整光源，保持术野清晰。

（4）为植入人工骨或组织再生膜者准备生理盐水，且植入人工骨者还需准备庆大霉素。

（5）为做病理检查者准备装有适量10%甲醛的活检瓶，活检组织应全部浸泡在液体中，填好标签与病理活检单送病理科。

（6）手术结束调拌牙周塞治剂，按照牙位、牙齿数量进行调拌。

健康教育

1. 观察患者面色、脉搏情况，询问患者有无不适，如无不适，再将牙椅缓慢复位，嘱患者轻漱口或不漱口，以免塞治剂脱落。

2. 告知术后反应及应对措施，麻醉药效过后会有轻微疼痛，必要时遵医嘱服用止痛药。

3. 术后2小时内勿进过热食物，1周内进温软食物，避免用术区侧咀嚼，手术部位不能刷牙，其他部位可正常刷牙。

4. 保持口腔卫生，遵医嘱每天使用含漱液，术区避免刺激，防止伤口感染。

5. 术后一般1周后拆线，期间若牙周塞治剂脱落或有其他不适应随时就诊。

六、牙周病患者的健康教育

【术前健康教育】

术前健康教育的目的是让患者对手术有正确的认识，做好心理准备，积极配合治疗，促进手术的顺利进行，避免医患之间发生误会而造成不必要的纠纷。

1. 护士根据医生的治疗计划向患者介绍其所患疾病的治疗意义、步骤、疗程、愈后并发症、治疗费用。

2. 指导患者在治疗过程中不要用口呼吸，避免误吞冲洗液、碎屑及细小器械。治疗过程中如有不适则举左手示意，不能随意讲话及转动身体，以防造成口腔软组织损伤。

【术后健康教育】

1. 保持良好的口腔卫生习惯

每天早晚各一次彻底刷牙，根据情况必要时可于每次饭后刷牙，每次至少3分钟，不能口含食物睡觉。进行牙周系统治疗的患者于第一次龈上洁治术后换用新牙刷，减少口腔与病原微生物接触的机会。

2. 采用正确的刷牙方法

建议牙周患者使用巴氏刷牙法刷牙，即将刷头放于牙颈部，毛束与牙面成45°角，毛端向根尖方向，轻轻加压。一部分刷毛末端进入龈沟，在原位做近远中水平向颤动4~5次，然后转动牙刷，使刷毛顺着牙间隙由龈缘刷向殆面方向，刷上下前牙舌面时，将牙刷头竖起，以刷头前部接触近龈缘处的牙面，上下颤动。注意每个牙位要有重叠，以防遗漏。

3. 正确使用牙线

牙线可去除牙间隙的食物残渣和软垢，主要有多种支架式和无支架式两种牙线。这里介绍无支架牙线的使用方法，取一段20cm长的牙线，将其两端分别绕在左右手的食指上，一手在口内，一手在口外，绷紧牙线轻轻从殆面通过两牙之间的接触点，如接触点过紧，可做颊舌向的拉锯式动作，即可通过。牙线紧贴一侧牙面的颈部，呈C形包绕牙面，进入龈下，做上下移动，每个临面重复4～5次，使用时力量应均匀、不可太大，以免损伤牙周组织。最后用清水漱口，每日使用两次最好。

4. 特殊情况的处理

牙周治疗后有些患者会出现牙齿过敏的症状，向其解释原因，嘱少食刺激性食物。治疗期间个别部位如有牙龈出血，刷牙时不可避让，否则造成恶性循环。抗生素及营养类药物只能作为辅助手段，不可代替牙周基础治疗。

5. 去除和控制与牙周病关系密切的不良因素

及时治疗龋坏牙，去除不良修复体，调磨有殆创伤的牙齿，矫治错殆畸形，积极戒烟戒酒，治疗全身性疾病。

6. 巩固疗效

牙周病治疗后易复发，必须定期复查。牙周病基础治疗结束后，患者能较好地自我控制菌斑，便进入维护期，通常6个月复查一次。

7. 建议均衡饮食

补充蛋白质、维生素A、维生素D、维生素C及钙，加强体育锻炼，增强自身的抵抗力和免疫力。

8. 以上内容可通过口授或宣传小册子、墙报、电视等形式向患者宣传，督促定期复诊，期间如有牙龈出血、疼痛不适等症状，应及时就诊。

第3章
口腔黏膜病科常见疾病的护理

一、超声雾化疗法治疗唇炎等黏膜病的护理

【概念】

超声雾化疗法是应用雾化装置将药液分散成细小的雾滴，直接作用于口腔黏膜发挥疗效的治疗方法。本法用药均匀，作用面积大，容易进入黏膜上皮细胞，能够减轻黏膜损伤，促进修复愈合。

【适应证】

各类疾病造成的口腔黏膜广泛糜烂、溃疡。

【物品准备】

超声雾化机、雾化导管、面罩、注射器、药物、面巾纸。

【治疗流程及护理配合】

1. 告知患者治疗过程需10~20分钟，练习正确呼吸习惯。

2. 根据医嘱开药。

3. 将各种药物加入超声雾化机内。

4. 连接好雾化管道及面罩，备好面巾纸。

5. 为患者系好胸巾，接通电源，打开雾化开关，按需要调节雾量，定好计时器，嘱患者将面罩贴近口鼻处（距口鼻5~10cm），尽量不要将水雾吸入气管中。

6. 雾化结束后，取下面罩。先关雾化开关，再关电源开关，最后拔除电源。整理好超声雾化机，将导管及面罩浸泡在健之素中消毒，30分钟后

取出，用清水冲洗，擦干备用。

健康教育

1. 治疗结束后观察10分钟，无不适方可离开。

2. 雾化方案：3天为1个疗程，每日1~2次。

3. 告知患者复诊时间。

注：药物配方根据病情的种类和治疗方案的不同，选择具有良好相容性，不存在配伍禁忌的药物配伍，包括激素类药物、抗生素、抗病毒药物、维生素类药物、中草药的提取液等。各药物组分应剂量合适，易溶于稀释液中，常用的稀释液有生理盐水和蒸馏水。

二、局部封闭治疗口腔黏膜病的护理

【概念】

局部封闭即是在口腔病损部位黏膜下局部浸润注射，可起到止痛、促进愈合的作用。

【适应证】

各种糜烂性口腔黏膜疾病。

【物品准备】

一次性检查盘、5mL注射器、无菌手套、0.5%氯己定棉球、4%曲安奈德注射液1支、2%利多卡因注射液1支。

【治疗流程及护理配合】

1. 向患者交代注射部位及注意事项，消除患者恐惧心理。

2. 遵医嘱抽吸好药液，4%曲安奈德注射液1mL，使用前充分摇匀，与等量2%利多卡因混合，放入一次性检查盘中。

3. 医生用0.5%氯己定棉球消毒口腔黏膜，护士协助吸唾。

4. 递无菌手套，协助医生局部封闭注射，注射后递0.5%氯己定棉球压迫止血5~10分钟。

5. 整理用物。

健康教育

1. 治疗结束后观察20分钟，无不适方可离开。
2. 告知患者复诊时间。
3. 注意保持口腔卫生。

第4章
儿童口腔科常见疾病的护理

一、窝沟封闭术的护理

【概念】

窝沟封闭是利用封闭剂的屏障作用，使窝沟与口腔环境隔绝，阻止细菌、食物残渣及其酸性产物等致病因子进入窝洞，有效预防窝沟龋的发生。

【适应证】

1. 窝沟深，特别是可插入或卡住尖探针的患牙。

2. 对侧同名牙患龋或有患龋倾向的牙齿。

【物品准备】

1. 口腔基本检查器械：一次性检查盘、棉卷、口杯、吸唾管、吸唾器。

2. 牙体预备器械：低速弯手机、清洁毛刷。

3. 封闭用材料设备：酸蚀剂、窝沟封闭剂、光固化机。

【治疗流程及护理配合】

1. 核对患儿病历及姓名→安排患儿坐在治疗椅上→系好胸巾→接好漱口水→嘱患儿漱口→调整椅位及光源。

2. 低速手机安装清洁毛刷蘸清水后，传递给医生为患儿清洁窝沟内软垢。

3. 备好隔湿棉卷，待牙面吹干后，传递酸蚀剂。

4. 医生高压水冲洗牙面，护士配合吸唾。

5. 医生吹干牙面后隔湿，护士传递窝沟封闭剂，医生均匀涂布窝沟封闭剂，护士传递光固化机，光固化20秒，调𬌗。

6. 医生（护士协助）嘱患儿治疗后注意事项，计算机收费后整理用物。

 健康教育

1. 术后可正常使用，注意口腔卫生，6个月内复查。
2. 观察封闭剂保留情况，如有脱落重新封闭。

二、活髓切断术的护理

【概念】

在局麻下切除病变的冠髓，保留未感染的根髓，以盖髓剂覆盖于牙髓的断面，保持根髓的活力。

【适应证】

1. 多见于外伤冠折露髓，污染程度较轻，牙髓尚未发生弥漫性炎症。

2. 深龋时意外露髓。

3. 早期牙髓炎（冠髓炎），X线片显示无根尖病变。

【物品准备】

1. 口腔基本检查器械：一次性检查盘、棉卷、口杯、吸唾管、吸唾器。

2. 局麻用物：无菌棉签、卡局式注射器或计算机控制无痛局麻注射仪、碘伏棉签。

3. 牙髓切断用物：高速/低速手机、各型车针、挖匙、无菌小棉球、5mL注射器。

4. 活髓切断包：口镜、镊子、探针、挖匙、调拌刀、玻璃板、水门汀充填器。

5. 盖髓剂：氢氧化钙制剂、MTA、iROOT。

6. 药品：卡局式麻醉剂、表面麻醉剂、生理盐水、氧化锌丁香油、玻璃离子、光固化充填材料。

【治疗流程及护理配合】

1. 核对患儿病历及姓名→安排患儿坐在治疗椅上→系好胸巾→调整椅位及光源（勿漱口）。

2. 准备局麻，护士传递碘伏棉签。安慰鼓励患儿，做好患儿的心理护理。

3. 遵医嘱安装车针。局麻后，医生去除腐质，制备洞形，护士及时吸唾、传递器械、随时清洁器械。

4. 更换无菌手套，护士更换牙科手机、车针，打开活髓切断包，开启生理盐水并抽吸备用。护士及时吸唾，以免患儿唾液污染牙髓。

5. 医生去除部分病变牙髓，护士传递大小适宜的挖匙，传递无菌小棉球用于擦净切除的冠髓，反复传递生理盐水。

6. 医生止血后，护士调拌盖髓剂、氧化锌及玻璃离子等充填材料，传递永久性充填材料，完成牙体修复。

7. 医生（护士协助）嘱患儿治疗后注意事项，计算机收费后整理用物。

健康教育

1. 术后1个月勿食过冷、过热的食物，以免刺激牙髓。
2. 嘱患儿勿用患牙咬硬食物，以免充填物脱落。
3. 如有疼痛、牙齿变色等情况及时就诊。
4. 按医嘱定期复查，保留病历及牙片。
5. 告知患儿及家长，局麻后2~3小时内勿咬嘴唇，慎用患侧咀嚼，勿食过烫食物，以免咬伤与烫伤。

三、全牙列𬌗垫的护理

【概念】

全牙列𬌗垫的主要功能是消除咬合创伤，同时对外伤牙也有一定限度的固定作用。

【适应证】

1. 外伤所致牙齿松动复位后。

2. 牙根中下1/3折断，致牙冠明显松动复位治疗后。

3. 恒牙挫入需复位固定者。

4. 单纯牙槽突骨折且不伴有颌骨骨折。

【物品准备】

1. 口腔基本检查器械：一次性检查盘、棉卷、口杯。

2. 全牙列𬌗垫治疗及印模制取用物：各类砂石、低速直手机、钢丝剪、技工钳、托盘、橡皮碗、调拌刀、石膏、印模材、硬片。

【治疗流程及护理配合】

1. 核对患儿病历及姓名→安排患儿坐在治疗椅上→系好胸巾→接好漱口水→嘱患儿漱口→调整椅位及光源。

2. 医生局部处理好，护士准备合适的托盘，调拌印模材料，放于托盘上，以备医生取模。

3. 取模时，护士在旁边嘱患儿深呼吸，以免患儿恶心、呕吐，做好心理护理。

4. 取模后，协助患儿漱口，清理面部。

5. 及时调拌石膏，灌注模型。

6. 备好硬片及全牙列𬌗垫治疗用物等，以便于医生制作和调磨𬌗垫。

7. 医生（护士协助）嘱患儿治疗后注意事项，计算机收费后整理用物。

健康教育

1. 每日24小时佩戴，冷水冲刷。
2. 24小时内进流食，之后可正常进食，治疗期间勿食过硬食物。
3. 注意口腔卫生，定期复查。

四、开窗助萌术的护理

【概念】

切除受阻牙切缘部位增厚的牙龈组织，暴露整个切缘，使受阻牙齿尽快萌出。

【适应证】

局部牙龈角化增生，使恒牙萌出困难。

【物品准备】

1. 口腔基本检查器械：一次性检查盘、棉卷、口杯、吸唾管、吸唾器。

2. 局麻用物：无菌棉签、卡局式注射器或计算机控制无痛局麻注射仪、卡局式麻醉剂、碘伏棉签。

3. 助萌术器械：刀柄、无菌尖刀片、无菌剪刀、止血钳、无菌棉球。

【治疗流程及护理配合】

1. 核对患儿病历及姓名→安排患儿坐在治疗椅上→系好胸巾→接好漱口水→嘱患儿漱口→调整椅位及光源。

2. 准备局麻，护士传递碘伏棉签。安慰鼓励患儿，做好患儿的心理护理。

3. 安装好尖刀片，传递给医生，勿在头面部传递，造成患儿心理压力。同时传递无菌棉球，协助止血。

4. 医生（护士协助）嘱患儿治疗后注意事项，计算机收费后整理用物。

 健康教育

1. 嘱患儿咬紧棉球30分钟，24小时内不能刷牙、漱口，咽下唾液。

2. 术后2小时即可进食，手术当天宜吃温凉、稀软食物，勿用患侧咀嚼。

3. 勿舔和触摸创口，按医嘱定期复查。

4. 告知患儿及家长，局麻后2~3小时内勿咬嘴唇，慎用患侧咀嚼，勿食过烫食物，以免咬伤与烫伤。

五、乳牙拔除术的护理

【适应证】

1. 无法保留的乳牙（残根残冠、根尖周病变严重、牙根吸收超过1/2、牙外伤造成的根折获挫入压迫影响恒牙胚、骨折线上不能愈合的乳牙）。

2. 因咬合诱导需要拔除的乳牙。

3. 多生牙、诞生牙、新生牙。

【物品准备】

1. 口腔基本检查器械：一次性检查盘、棉卷、口杯、吸唾管、吸唾器。

2. 局麻用物：无菌棉签、卡局式注射器或计算机控制无痛局麻注射仪、卡局式麻醉剂、碘伏棉签。

3. 拔牙器械：拔牙钳、牙挺、挖匙。

【治疗流程及护理配合】

1. 核对患儿病历及姓名→安排患儿坐在治疗椅上→系好胸巾→接好漱口水→嘱患儿漱口→调整椅位及光源。

2. 准备局麻，护士传递碘伏棉签。安慰鼓励患儿，做好患儿的心理护理。

3. 医生分离牙龈后，护士传递拔牙器械及无菌棉球。

4. 医生（护士协助）嘱患儿治疗后注意事项，计算机收费后整理用物。

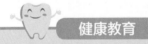

健康教育

1. 嘱患儿咬紧棉球30分钟，24小时内不能刷牙、漱口，咽下唾液。

2. 术后2小时即可进食，手术当天宜吃温凉、稀软食物，勿用患侧咀嚼。

3. 术后1～2天唾液中混有淡红色血水属于正常现象。

4. 告知患儿及家长，局麻后2～3小时内勿咬嘴唇，慎用患侧咀嚼，勿食过烫食物，以免咬伤与烫伤。

六、根尖诱导成形术的护理

【概念】

根尖诱导成形术，是指牙根未完全形成之前发生牙髓严重病变或根尖周炎症的年轻恒牙，在控制感染的基础上，用药物保存根尖部的牙髓或使根尖周组织沉积硬组织，促使牙根继续发育和根尖形成的治疗方法。

【适应证】

1. 牙髓病变已波及根髓，而不能保留或不能全部保留根髓的年轻恒牙。

2. 牙髓全部坏死或并发根尖周炎症的年轻恒牙。

【物品准备】

1. 口腔基本检查器械：一次性检查盘、棉卷、口杯、吸唾管、吸唾器。

2. 局麻用物：无菌棉签、卡局式注射器或计算机控制无痛局麻注射仪、卡局式麻醉剂、碘伏棉签。

3. 根管预备用物：高速及低速手机、各型车针、拔髓针、洗髓针、髓针柄、挖匙、根管锉、冲洗器、冲洗剂、超声根管荡洗器、荡洗针、消毒纸尖、氢氧化钙制剂、螺旋根充器、暂时封闭材料。

4. 垫底充填用物：水门汀、水门汀充填器、玻璃离子、复合树脂、复合树脂充填器、磨光器。

【治疗流程及护理配合】

1. 核对患儿病历及姓名→安排患儿坐在治疗椅上→系好胸巾→接好漱口水→嘱患儿漱口→调整椅位及光源。

2. 准备局麻：护士将碘伏棉签传递给医生，安慰鼓励患儿，做好患儿的心理护理。

3. 常规备洞开髓：医生去除腐质，制备洞形，护士及时吸唾、传递器械、随时清洁器械。

4. 根管预备：去除根管内坏死牙髓，使用根管器械扩根管，依次传递拔髓针、根管锉。

5. 根管消毒：传递冲洗剂，随时吸唾，根据医嘱准备超声根管荡洗器、荡洗针，随时吸唾。遵医嘱传递洗髓针或消毒纸尖，干燥根管。传递氢氧化钙制剂、螺旋根充器，进行药物暂封。传递暂时封闭材料，1周后复诊。

【复诊】

1. 药物诱导：协助医生去除暂封物，传递冲洗器协助清洁根管，随时吸唾。传递洗髓针或消毒纸尖，干燥根管。传递氢氧化钙制剂、螺旋根充器，递无菌棉球或氧化锌暂封，拍X线片。

2. 根管充填：X线片显示根充良好后，传递水门汀充填器并调拌水门汀垫底，调拌玻璃离子或复合树脂充填。

3. 医生（护士协助）嘱患儿治疗后注意事项，计算机收费后整理用物。

 健康教育

1. 术后24小时内勿用患牙咀嚼食物，如有胀、痛属正常现象，不影响治疗效果，1周左右症状消失。

2. 因治疗后牙体易劈裂，勿用患牙咀嚼过硬食物。

3. 保留病历及X线片，复诊时携带，3~6个月复查。

4. 告知患儿及家长，局麻后2~3小时内勿咬嘴唇，慎用患侧咀嚼，勿食过烫食物，以免咬伤与烫伤。

七、乳磨牙金属预成冠修复术的护理

【概念】

金属预成冠修复术是采用不锈钢或镍铬合金制作的预成全冠，用以覆盖牙冠表面的修复治疗。

【适应证】

1. 大面积龋坏造成牙齿严重缺损。

2. 发育不全。

3. 单颗牙齿多个牙面龋坏的情况。

【物品准备】

1. 口腔基本检查器械：一次性检查盘、棉卷、口杯、吸唾管、吸唾器。

2. 冠修复用物：高速手机、低速直手机、各型金刚砂车针、金属预成冠、磨石、钢丝剪刀、缩颈钳、咬合纸、护目镜。

3. 粘接用物：玻璃离子粘接剂等。

【治疗流程及护理配合】

1. 核对患儿病历及姓名→安排患儿坐在治疗椅上→系好胸巾→接好漱口水→嘱患儿漱口→调整椅位及光源。

2. 协助医生选择预成冠，试戴不合适的预成冠应重新灭菌后备用。

3. 牙体预备：护士将高速手机传递给医生，医生预备牙体，护士及时吸唾。

4. 修整预成冠：护士传递钢丝剪刀，医生修整预成冠边缘，传递缩颈钳，协助修整冠外形。

5. 咬合调整：护士传递咬合纸，安装金刚砂车针，调磨咬合高度。

6. 清洁牙体和预成冠：护士传递75%酒精。

7. 粘接：调拌粘接材料，均匀涂布于冠内，然后传递给医生，医生固位后传递探针等协助去除多余粘接剂。

健康教育

1. 告知患儿及家长金属预成冠修复后可正常进食。

2. 告知家长每3~6个月复查一次。如发生冠的脱落、穿孔及冠缘的炎症及时就诊。

注：根管治疗术、龋齿充填术及复合树脂修复术的护理见"第1章：牙体牙髓病科常见疾病的护理"。

第5章
口腔修复科常见疾病的护理

一、初诊患者检查的护理

【物品准备】

一次性检查盘、吸唾管、吸唾器、口杯、手套、三用枪、防护眼镜、X线申请单、各类修复体样品。

【治疗流程及护理配合】

1. 患者准备

核对患者病历及患者姓名→依挂号顺序引导患者到综合治疗椅→系好胸巾→接好漱口水→嘱患者漱口。

（1）椅位准备：治疗椅的靠背调升至与地面成45°，调整好头靠垫。若需再次调整椅位，应事先告知患者。

（2）灯光准备：治疗用的照明灯聚焦应准确限于手术检查视野范围，避免投照到患者的眼睛及其他非检查部位。

2. 待医生检查后，协助医生填写X线申请单，当日不能处置的患者，介绍转科治疗或进行预约登记，适合修复的患者可按修复治疗种类做相应准备。

3. 预约患者复诊时间并互留电话，清理综合治疗椅，做好椅位消毒。

二、印模技术的护理

【物品准备】

1. 常规物品

一次性检查盘、口杯、手套、托盘、凡士林油、棉签。

2. 印模制取用物

（1）藻酸盐印模：藻酸盐印模材料、调拌碗、调拌刀、水、量杯、量勺、琼脂印模材及输送器。

（2）聚醚印模材料：聚醚材料、聚醚混合机、聚醚输送器、混合头、输送头、计时器。

（3）硅橡胶印模：硅橡胶印模材料（轻重体）、混合头、混合枪、输送头、计时器、刮刀、专用量勺（手调型）、混合机（机混型）。

3. 选择托盘

（1）根据患者牙弓大小、形状、高低、印模材料的不同选择合适的托盘，合适的托盘与牙弓的内外侧应有3～4mm间隙，以容纳印模材料。翼缘不能超过黏膜皱襞，不能妨碍唇、颊、舌的活动。唇、颊系带的部位应有相应的切迹。上颌托盘的后缘应盖过上颌结节和颤动线，下颌托盘后缘应盖过最后一颗磨牙或磨牙后垫区。

（2）口腔条件差，无法选择合适的托盘，可采用个别托盘。硅橡胶初印模材料或红膏印模均可作为终印模的个别托盘。

【治疗流程及护理配合】

1. 患者准备

核对患者病历及患者姓名→安排患者坐在治疗椅上→系好胸巾→接好漱口水→嘱患者漱口→调整椅位及光源。

（1）取上颌印模时，调整椅位至患者上颌与医生肘部相平或稍高，张口时，上颌牙面的𬌗平面大致与地平面平行。

（2）取下颌印模时，将椅位调至患者下颌与医生上臂中部相平，张口时，下颌牙弓𬌗平面与地面大致平行。

2. 心理护理

取模前提醒患者放松，不要紧张。如果出现恶心等不适症状，嘱患者低头，鼻吸气，嘴呼气，做深呼吸同时按压患者内关穴和合谷穴。

3. 取模前在患者口唇周围涂凡士林油。根据缺牙的部位、数量、牙弓大小取适量印模材，调拌后装入托盘中，同时备好琼脂印模材料或橡胶类材料（遵循材料操作说明书）。

4. 嘱患者深呼吸，全身放松，配合医生取出完整印模。嘱患者漱口，帮助患者擦拭口周。

5. 用冷水冲洗模型表面血液、唾液及残屑，消毒处理后放入封闭袋中，连同设计单送到模型室灌注石膏模型。

6. 整理用物→处理器械→水气路处理、椅位消毒→洗手→将物品放原处备用→收费，并预约患者复诊时间且互留电话。

三、暂时性冠桥修复术的护理（速凝直接法）

（一）手工调和树脂暂时冠材料

【物品准备】

一次性检查盘、口杯、吸唾管、吸唾器、护目镜、手调暂时冠材料1套、专用注射枪、调刀、调板、咬合纸、低速直手机、树脂磨头、氧化锌、充填器、75%酒精棉球、棉球。

【治疗流程及护理配合】

1. 在牙体预备前取好印模。

2. 护士在工作区调和所需颜色的暂时冠材料，并将催化剂和基质按比例调拌均匀，放入专用注射器内，将材料混合后注入阴模内并传递给医生。

3. 低速直手机安树脂磨头与咬合纸交替递给医生，医生调磨修整外形、抛光时及时吸尘。

4. 用充填器取氧化锌传递给医生，然后传递探针清理边缘多余的粘接剂，护士左手握棉球随时擦净探针上多余的粘接剂。

5. 暂时冠粘固完毕，护士帮助患者擦净口唇周围的皮肤，清理操作台。

（二）注射枪混合暂时冠材料

【物品准备】

注射枪混合暂时冠材料1套、专用注射枪、一次性混合头、咬合纸、低速直手机、树脂磨头、氧化锌、充填器、75%酒精棉球、棉球。

【治疗流程及护理配合】

1. 在牙体预备前取好印模。

2. 护士在工作区将暂时冠材料安装在专用注射枪上，一次性混合头安放到位，将材料混合后注入阴模内传递给医生。

3. 低速直手机安树脂磨头与咬合纸交替递给医生，医生调磨修整外形、抛光时及时吸尘。

4. 用充填器取氧化锌传递给医生，然后传递探针清理边缘多余的粘接剂，护士左手握棉球随时擦净探针上多余的粘接剂。

5. 暂时冠粘固完毕，护士帮助患者擦净口唇周围的皮肤，清理操作台。

健康教育

1. 使用暂时冠时，避免咬硬物或黏的食物。

2. 可以正常刷牙，不要担心暂时冠脱落，而不认真刷牙。在使用牙线时不要有向上提拉的动作，牙线进入接触点以下的牙间隙后，轻轻上下拉动，然后从颊舌侧拉出牙线。

3. 如果暂时冠松动或脱落，及时与医院联系。

四、桩核的护理（间接法取印模）

【物品准备】

同初诊患者检查物品，另备高速手机、低速弯手机、金刚砂车针、扩孔钻、根管预备钻、75%酒精、牙胶、琼脂印模材、琼脂输送器、氧化锌或成品暂封材料、充填器、酒精灯、火柴或打火机等。

【治疗流程及护理配合】

1.治疗前

（1）心理护理

向患者简要交代治疗程序，消除紧张感，取得配合，签署知情同意书。

（2）患者准备

核对患者病历、姓名和牙位，将患牙的X线片放置在治疗椅的阅片灯上，便于医生参照X线片判断牙根的长度、方向、根管治疗情况以及根尖周与牙槽骨情况→安排患者坐在治疗椅上→系好胸巾→接好漱口水→嘱患者漱口→调整椅位及光源。

2.治疗中

（1）剩余牙体组织的预备：①高速手机安装金刚砂车针传递给医生。②协助医生对剩余牙体组织进行预备，去除旧充填体和薄弱组织。护士持吸唾器及时吸唾，为医生提供清晰的视野。协助医生牵拉口角、舌体，以防邻近组织受伤。

（2）根管预备：①低速弯手机安装扩孔钻传递给医生，护士适时用气枪轻轻吹掉根管口中切碎的牙胶等根充物，以保持医生视野清晰。②协助医生更换相应型号的根管预备钻，将根管预备至预定的工作长度。

（3）制取印模：①按患者口腔内的情况，准备合适托盘，遵医嘱调拌藻酸盐印模材料，制取印模。②将安装好琼脂印模材的琼脂输送器传递给医生，然后将盛满印模材的托盘递给医生，并嘱患者深呼吸，同时可按压合谷穴和内关穴。③检查模型无误后，送模型室消毒并灌注石膏模型。④取适量暂封材料封闭根管口。⑤护士帮助患者擦净口唇周围的皮肤，清理操作台，协助医生打印技工设计单。

3. 治疗后

医生（护士协助）嘱患者治疗后注意事项→整理用物→检查各类器械→处理器械→水气路处理、椅位消毒→洗手→将物品放原处备用→收费，并预约患者复诊时间且互留电话。

【护理要点】

1. 指导患者就座，注意安全。

2. 在牙体预备时安抚患者紧张的情绪，嘱患者放松，不要紧张，如有不适举左手示意，切不可乱动，以免损伤软组织。

3. 随时保持器械清洁，注意无菌操作。

4. 传递托盘时，护士左手的拇指与食指握住托盘柄，并且尽量靠近托盘柄与托盘的连接处，留出足够的位置供医生抓握。

5. 注意琼脂输送器的传递方向。

6. 琼脂印模材，不要反复多次加热，多次加热影响弹性。

7. 操作时动作迅速敏捷，两种印模间隔时间不宜过长，过长影响两者的结合。

8. 琼脂印模材取模后及时灌注模型。

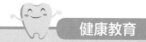

健康教育

1. 进食时尽量避免使用患侧，防止暂封物脱落，出现问题及时与医生或护士联系。

2. 正常刷牙，保持良好的口腔卫生。

五、桩核的试戴与粘固的护理

【物品准备】

同初诊检查用品，另备高速手机、低速直手机、金刚砂车针、棉卷、75%酒精棉球、薄和（或）厚咬合纸、咬合纸夹、吸潮纸尖、各种粘固材料及调拌用具，光固化灯，牙线。

【治疗流程及护理配合】

1. 治疗前

核对患者病历、姓名及修复体→安排患者坐在治疗椅上→系好胸巾→接好漱口水→嘱患者漱口→调整椅位及光源。

2. 治疗中

（1）桩核试戴

①配合医生在口内试戴桩核，并准备咬合纸。桩核体积小，试戴时不易操作，需格外小心，防止患者误咽。

②医生调磨桩核时及时调整灯光，便于医生操作。当医生调磨桩核时，护士应用三用枪吹气冷却该桩核，以减少摩擦产热，缩短医生诊疗时间。

（2）粘接前处理

①桩核试戴合适后，医生用酒精棉捻将根管内消毒吹干，传递纸尖进一步吸取根管内剩余水分。

②粘桩前备好防湿棉卷和酒精棉球，协助医生消毒桩核。

（3）粘接

①遵医嘱调拌粘接材料。

②传递探针清理边缘多余的粘接剂，护士左手握棉球，随时擦净探针上多余的粘接剂。

③制取临时冠印模，备好所需车针。

（4）同下节"基牙预备的护理"。

（5）制取印模，灌制模型。

（6）暂时冠制作戴入。

（7）比色，帮助患者选择满意的颜色。

3. 治疗后

医生（护士协助）嘱患者治疗后注意事项→整理用物→处理器械→水气路处理、椅位消毒→洗手→将物品放原处备用→预约患者复诊时间并互留电话。

健康教育

1. 嘱患者勿咬硬物。
2. 暂时冠脱落及时来诊，重新粘接。

六、基牙预备的护理

【物品准备】

1. 常规用物：一次性检查用品、口杯、吸唾管、吸唾器、手套、三用枪、护目镜、凡士林油、棉签、高速手机、低速手机。

2. 牙体预备用物：各类金刚砂车针、肩台车针、棉签、棉卷、咬合纸、咬合纸夹、活髓牙需备碧兰麻注射器、一次性针头、麻药、碘伏、血压计。

3. 排龈用物：排龈器、排龈线、小剪刀、排龈膏、盐酸肾上腺素。

4. 印模制取用物

（1）藻酸盐印模：托盘、藻酸盐印模材料、调拌碗、刀、水、量杯、量勺、琼脂印模材及输送器。

（2）聚醚印模：聚醚材料、聚醚混合机、聚醚输送器、混合头、输送头、计时器。

（3）硅橡胶印模：硅橡胶印模材料（轻重体）、混合头、混合枪、输送头、计时器、刮刀、专用量勺（手调型）、混合机（机混型）。

5. 制取殆记录用物：红蜡片、酒精灯、打火机、硅橡胶殆记录材料、混合头、混合枪。

6. 制作暂时性材料：低速直手机、树脂磨头、暂时冠材料1套、调刀、调板、暂时粘固水门汀、咬合纸、咬合纸夹、修形刀、充填器。

7. 比色板用物：比色板、镜子。

【治疗流程及护理配合】

1. 治疗前

（1）心理护理

向患者简要交代治疗程序，消除紧张感，取得配合，签署知情同意书。

（2）患者准备

核对患者病历及患者姓名和牙位，将患牙的X线片放置在治疗椅的阅片灯上→安排患者坐在治疗椅上→系好胸巾→接好漱口水→嘱患者漱口→调整椅位及灯光源。

2. 治疗中

（1）牙体预备

①活髓牙行牙体制备前需注射麻药，需备好注射器、一次性针头、局麻药和碘伏棉签。注射麻药前询问患者有无过敏史，测量血压，高血压患者慎用如复方阿替卡因注射液等含肾上腺素的麻醉药，确定无过敏史后方可使用。护士在工作区域核对无误后将麻药安放好。传递碘伏棉签和安装好的碧兰麻注射器。

②取印模作临时牙用，备好所需车针。

③协助牙体预备：安装高速手机，准备合适的金刚砂车针。护士持吸唾器及时吸引手机冷却水和唾液，为医生提供清晰的视野；并协助医生牵拉口角、舌体，以防邻近组织受伤。

（2）排龈

牙体预备完成后，传递棉卷、排龈器及剪好的排龈线。

（3）制取印模

①取模前在患者口唇周围涂凡士林油，准备合适托盘及相应印模材料，制取印模。

②将安装好琼脂印模材的琼脂输送器传递给医生，然后将盛满印膜材的托盘递给医生，并嘱患者深呼吸，同时可按压合谷穴和内关穴。

③检查模型无误后，送模型室消毒并灌注石膏模型。

（4）制取𬌗记录

点燃酒精灯烫蜡片或传递安装好的硅橡胶𬌗记录材料，协助医生制取𬌗记录。

（5）制作暂时冠

①传递医生修形刀，修整临时牙阴模。

②护士在工作区调和所需颜色的暂时冠材料，并将催化剂和基质按比例调拌均匀，放入专用注射器内，将暂时冠材料注入临时牙印模内。其他

方法制作暂时冠时，应按要求准备相应材料。

③传递咬合纸，安装树脂磨头于低速直手机，并协助医生在调磨修整外形、抛光时吸尘。

④调拌暂时粘固水门汀。

⑤暂时冠粘固完毕，护士帮助患者擦净口唇周围的皮肤，清理操作台。协助医生打印技工设计单。

（6）比色

传递医生比色板，持镜子协助比色，记录比色结果。

3. 治疗后

医生（护士协助）嘱患者治疗后注意事项→整理用物→清点排龈线数目→检查各类器械→处理器械→水气路处理、椅位消毒→洗手→将物品放原处备用→收费，并预约患者复诊时间且互留电话。

【护理要点】

1. 注射麻药前，测量血压，询问过敏史，认真核对名称及有效期。注射麻药时，嘱患者尽量放松，观察患者用药后的不良反应。

2. 传递麻醉注射器时避免污染和锐器伤。

3. 操作前应确认车针是否安装就位，以防操作时车针从手机上脱落。

4. 手机停止使用放回插位时，注意手机车针的放置方向应朝下。

5. 吸唾技术，避免放入患者口内的敏感区，以免引起恶心。

6. 随时保持器械清洁，注意无菌操作。

7. 取模前在患者口唇周围涂凡士林油，预防口唇干裂，并便于清除黏附在皮肤上的材料。

8. 手调硅橡胶时，不要戴橡胶手套，滑石粉和橡胶手套会影响硅橡胶类印模材的聚合。用手指尖部揉捏，避免使用手掌心，以防体温传导加速印模材料的凝固。

9. 某些精细印模材料硬度大，印模制取时要选用刚性托盘，以免托盘变形影响印模制取精度。

10. 某些精细印模材料有弹性回缩时间，需静置20～30分钟后再灌注模型。

11. 使用自动调和机时，要将机混合头放入托盘底部，慢慢旋转以减少气泡的发生。

12. 将暂时冠材料注入临时牙印模时，注意要贴着底部缓慢推进，注射器头部浸埋在材料里，以免产生气泡。

13. 处理用物时清点排龈线数目，检查各类器械细小零件。

七、固定义齿粘接的护理

【物品准备】

一次性检查盘、口杯、手套、三用枪、护目镜、粘接材料、塑料调拌刀、调拌纸、咬合纸（薄、厚两种）、咬合纸夹、75%酒精棉球、棉球、高速及低速手机、车针、抛光轮、去冠器、牙线。

【治疗流程及护理配合】

1. 治疗前

（1）心理护理

向患者简要交代治疗程序，消除紧张感，取得配合。

（2）患者准备

核对患者病历、姓名及义齿→安排患者坐在治疗椅上→系好胸巾→接好漱口水→嘱患者漱口→调整椅位及光源。

2. 治疗中

（1）试戴

①护士检查旋紧去冠器各轴节并传递，协助医生取下临时冠。

②传递咬合纸、牙线，配合医生在口内试戴修复体。

（2）调磨

医生在调磨义齿时，护士要用强吸协助医生吸除粉末，及时调整灯光以方便医生的操作。

（3）粘固

①修复体就位、边缘和接触点合适后，传递给患者镜子，患者满意后，方可粘固。

②冠桥试戴合适后，协助医生消毒固定义齿。

③准备好隔湿棉卷，遵医嘱调拌粘接材料，并将其均匀地涂于修复体的组织面上，传递修复体。

④传递牙线，去除多余粘接材料。

3. 治疗后

医生（护士协助）嘱患者治疗后注意事项→整理用物→处理器械→水气路处理、椅位消毒→洗手→将物品放回原处备用。

【护理要点】

1. 冠体积小，试戴时不易操作，需格外小心，防止患者误咽。

2. 协助医生用牙线检查修复体的接触点时，需稳妥，以防修复体脱落。

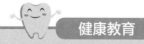
健康教育

1. 嘱患者24小时内勿使用该修复体。

2. 良好的口腔卫生习惯，对于固定修复的患者来说非常重要。

3. 烤瓷冠桥修复的患者，可以咀嚼正常的食物，但应避免突然的外力，如咬坚果、啃瓶盖等。

4. 固定桥修复的患者，要注意桥体下面的清洁，建议使用专用的牙线，以及仔细刷基牙牙龈龈沟的部位。

八、可摘局部义齿修复术的护理

（一）牙体预备制取可摘局部义齿印模的护理

【物品准备】

1. 常规用物：一次性检查用品、口杯、吸唾管、吸唾器、手套、三用枪、护目镜、凡士林油、棉签、高速手机。

2. 牙体预备用物：金刚砂车针。

3. 印模制取用物

（1）红膏加藻酸盐印模材料制取法：红膏、红膏盆、衬布、刮刀、托盘、藻酸盐印模材料、调拌碗、刀、水、量杯、量勺。

（2）硅橡胶印模材料制取法：硅橡胶印模材料（轻重体）、混合头、混合枪、输送头、计时器、刮刀、专用量勺（手调型）、混合机（机混型）。

4. 制取拾记录用物：红蜡片、酒精灯、打火机、硅橡胶拾记录材料、混合头、混合枪。

【治疗流程及护理配合】

1. 治疗前

（1）心理护理

向患者简要交代治疗程序，消除紧张感，取得配合，签署知情同意书。

（2）患者准备

核对患者病历及患者姓名和牙位，将患牙的X线片放置在治疗椅的阅片灯上，便于医生参照X线片→安排患者坐在治疗椅上→系好胸巾→接好漱口水→嘱患者漱口→调整椅位及光源。

2. 治疗中

（1）牙体预备

①安装高速手机，根据医生习惯准备不同的车针。

②牙体预备时，护士要及时用吸唾器将患者口内的水吸干净，保证术者的视野清楚。情况允许时，协助医生牵拉口角及压住患者的舌头，以防邻近组织受伤。

（2）制取印模

①取模前在患者口唇周围涂凡士林油，取印模前安抚患者恐惧的情绪，嘱患者放松不要紧张，如有恶心不适症状，用鼻吸气、口呼气，深呼吸，同时可按压合谷穴和内关穴。

②根据患者牙弓大小、形态、牙槽嵴高度选择合适的托盘，请医生放入口中检查托盘是否合适。

③如需用红膏，将红膏放入60～70℃水盆中软化，此时护士应嘱患者用水漱口，待医生将软化的红膏放置在选好的托盘后，协助医生放入患者口内，必要时点燃酒精灯，配合医生做边缘整塑工作，成形后取出。

④遵医嘱用藻酸盐或橡胶印模材，准确制取印模。

⑤印模从口内取出后，护士帮助患者擦净口角，漱口。检查模型无误后，送模型室消毒并灌注石膏模型。

（3）制取𬌗记录

点燃酒精灯烫蜡片或传递安装好的硅橡胶𬌗记录材料，协助医生制取𬌗记录。

3. 治疗后

取好𬌗记录后，嘱患者漱口，为患者擦拭口角。协助医生填写技工单，开治疗费，并互留电话，预约复诊时间。

（二）试支架时的护理

【物品准备】

一次性检查盘、口杯、手套、咬合纸、咬合纸夹、高速手机、低速手机、金刚砂车针、磨头、护目镜、高点指示剂、技工钳（三德钳）、橡皮轮、比色板、人工牙模板。

【治疗流程及护理配合】

1. 治疗前

核对患者病历、姓名及支架→安排患者坐在治疗椅上→系好胸巾→接好漱口水→嘱患者漱口→调整椅位及光源。

2. 治疗中

（1）在医生试戴时，护士要随时调节灯光，将咬合纸递给医生，同时及时地吸除磨出的金属粉末，必要时传递技工钳。

（2）试戴合适后，协助医生为患者选牙。

3. 治疗后

医生（护士协助）嘱患者治疗后注意事项→整理用物→处理器械→水气路处理、椅位消毒→洗手→将物品放回原处备用→预约时间。

（三）试牙时的护理

【物品准备】

一次性检查盘、口杯、手套、三角蜡刀、酒精灯、火柴、𬌗记录材料、蜡片、技工钳（三德钳）、咬合纸、咬合纸夹等。

【治疗流程及护理配合】

1. 治疗前

核对患者病历及患者姓名→安排患者坐在治疗椅上→系好胸巾→接好漱口水→嘱患者漱口→调整椅位及光源。

2. 治疗中

（1）操作过程中，随时调节灯光，为医生点燃酒精灯，同时递三角蜡刀。如果有取下的牙要粘在蜡片上，随技工单、模型一同转技工室，防止丢失。

（2）如果𬌗关系不正确，为医生准备𬌗记录材料，重新确定𬌗关系。

3. 治疗后

医生（护士协助）嘱患者治疗后注意事项→整理用物→处理器械→椅位消毒→洗手→将物品放回原处备用→预约时间。

（四）戴牙时的护理

【物品准备】

一次性检查盘、口杯、手套、咬合纸、咬合纸夹、低速直手机、磨头、技工钳（三德钳）。

【治疗流程及护理配合】

1. 治疗前

核对患者病历、姓名及义齿→安排患者坐在治疗椅上→系好胸巾→接好漱口水→嘱患者漱口→调整椅位及光源。

2. 治疗中

（1）医生在调磨义齿时，护士要用强吸协助医生吸除粉末，及时调整灯光以方便医生的操作。当医生调𬌗时，护士将咬合纸递给医生。

（2）调改合适后，协助医生教会患者摘戴义齿的方法。

（3）在操作过程中缓解患者的紧张情绪，帮助行动不便的患者漱口。

（4）医生将义齿调改合适，抛光后，护士用酒精棉球清除义齿上的咬合纸印迹，冲洗干净后交给患者。

3. 治疗后

医生（护士协助）嘱患者治疗后注意事项→为患者填写收费通知单→整理用物→处理器械→水气路处理、椅位消毒→洗手→将物品放回原处备用。

健康教育

1. 告诉患者正确的摘戴义齿的方法。

2. 初戴义齿后黏膜有压痛、溃疡、咬腮、咀嚼不得力或卡环过松、吃饭易掉等不适时，应及时就诊。如不适症状使患者难以忍受，嘱患者可暂时停戴义齿，但在复诊前数小时戴上义齿，并吃少许食物，以便找出疼痛原因。

3. 初戴义齿后常有异物感、恶心、发音不清、口水多、义齿摘戴不便等现象需逐步适应。

4. 初戴义齿吃东西时应先从普通软饭开始，再咀嚼较硬的食物。

5. 进食后必须用牙刷、牙膏将义齿清洗干净，漱口后将义齿戴入口内，如没条件也必须将食物残渣清洗干净，以保持义齿和口腔卫生。

6. 嘱患者睡前将义齿摘下，用牙刷、牙膏将义齿清洗干净后浸泡在冷水中。如水碱较大时，可将水烧开后放凉，再将义齿浸泡在其中，不能用沸水或酒精等消毒。

九、全口义齿修复术的护理

（一）取印模的护理

【物品准备】

1. 常规物品：一次性检查盘、口杯、手套、吸唾器。

2. 红膏加藻酸盐印模材料制取法：无牙殆托盘、红膏、红膏盆、衬布、刮刀、藻酸盐印模材料、调拌碗、水、调刀、量杯、量勺、剪刀、尖钳。

3. 树脂个别托盘取印模法：蜡刀、红蜡片、酒精灯、打火机、铅笔、分离剂、光固化树脂、光固化器、低速直手机、钨钢钻车针、雕刻刀、橡胶印模材、混合枪、混合头。

4. 取殆记录：殆平面板、垂直距离测量尺、烫蜡板、红蜡片、蜡刀、酒精灯、打火机、记号笔。

【治疗流程及护理配合】

1. 制作全口初印模

（1）核对患者病历及患者姓名→安排患者坐在治疗椅上→系好胸巾→接好漱口水→嘱患者漱口→调整椅位及光源。

（2）取印模前安抚患者恐惧的情绪，嘱患者放松不要紧张，如有恶心不适症状，用鼻吸气、口呼气，深呼吸，同时可按压合谷穴和内关穴。

（3）根据患者牙弓大小、形态、牙槽嵴高度选择合适的无牙殆托盘，请医生放入口中检查托盘是否合适，如不合适，将尖钳或剪刀递给医生调改至合适。

（4）将红膏放入60～70℃水盆中软化（需用衬布包裹，防止红膏软化后与容器黏附），此时护士应嘱患者用水漱口，待医生将软化的红膏放置在选好的托盘后，协助医生放入患者口内，必要时点燃酒精灯，配合医生做边缘整塑工作，成形后取出。

（5）遵医嘱用藻酸盐或橡胶印模材，准确制取印模。

（6）印模从口内取出后，护士帮助患者擦净口角，漱口。检查模型无误后，送模型室消毒并灌注石膏模型。

2.树脂个别托盘取终印模的护理操作

（1）检查石膏模型完整，无损伤，边缘平整光滑。

（2）将铅笔递给医生协助确定个别托盘的边缘，同时协助医生用红蜡填倒凹，遵医嘱在模型表面均匀地涂一层分离剂。

（3）将医生整塑好的个别托盘与模型一起放入内置式可见光照射器内，定时光照5～10分钟。

（4）医生用磨头修整边缘时，护士及时用强吸吸走粉尘。

（5）根据材料性质及患者口腔内情况，遵医嘱用藻酸盐或橡胶印模材，准确制取终印模。

（6）印模从口内取出后，护士帮助患者擦净口角，漱口。检查模型无误后，送模型室消毒并灌注石膏模型。

3.取𬌗记录

（1）待石膏模型完全硬固后，点燃酒精灯，拿蜡刀、红蜡片、烫蜡板备用，协助医生制作基托、蜡𬌗堤。

（2）安排患者到治疗椅上，系好胸巾，嘱患者漱口，调整椅位和灯光。告诉患者配合医生完成操作，安抚其紧张情绪。

（3）将𬌗平面板交给医生，协助其观察𬌗平面。同时将蜡刀递给医生，在蜡𬌗堤上做记录。

（4）取好𬌗记录后，嘱患者漱口，为患者擦拭口角。协助医生填写技工单，开治疗费，并互留电话，预约复诊时间。

（二）戴牙时的护理

【物品准备】

一次性检查盘、口杯、手套、三用枪头、防护眼镜、低速直手机、钨钢车针、抛光轮、咬合纸、咬合纸夹、镜子、75%酒精棉球、无菌小棉球、压力指示剂、甲紫。

【治疗流程及护理配合】

1.治疗前

核对患者病历、姓名及义齿→安排患者坐在治疗椅上→系好胸巾→接好漱口水→嘱患者漱口→调整椅位及光源。

2.治疗中

（1）将义齿消毒后放入一次性检查盘内，再在一次性检查盘内放好两片咬合纸，将低速直手机安到马达上，配合医生完成咬合检查、调𬌗和选磨。

（2）调磨时护士应用强吸吸出调磨时的粉末和碎屑。

（3）患者试戴满意后，协助医生对总义齿进行抛光、打磨，清洗消毒后交给患者。

3.治疗后

医生（护士协助）嘱患者治疗后注意事项→为患者填写收费通知单→整理用物→处理器械→水气路处理、椅位消毒→洗手→将物品放回原处备用。

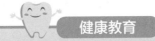

1. 将总义齿轻轻旋转后戴入，避免进入时基托擦伤黏膜组织，不要用舌头用力舔义齿。

2. 戴用义齿后，不宜吃过硬或过黏的食物，以免折裂或松动易脱落，不要用前牙切咬食物，咀嚼要慢。

3. 初戴义齿时往往会有说话不清楚、异物感、唾液多、恶心、发音不准等现象，也可有过紧过松的感觉，这些多是暂时的，坚持戴用慢慢习惯就适应了。

4. 戴用过程中，如黏膜组织发生疼痛，义齿经常松脱，咬腮、咀嚼不得力时要及时复诊修理。

5. 在感觉不适时，不要自己随意修改，不要长时间不戴，以免损坏、变形，在复诊前1天要坚持戴义齿，以便准确找到压痛点，从而进行调改。

6. 纠正不正确的咬合习惯，要用两侧后牙同时咀嚼食物，避免下颌习惯性前伸或偏侧咀嚼习惯；除外，要注意在打喷嚏、打哈欠、漱口、咳嗽等动作时义齿松动脱落。

7. 戴用义齿后要注意口腔卫生，进食后应及时摘下义齿，用凉水冲洗或用牙刷刷洗等来清洁义齿，以免食物残渣积存于义齿组织面内，刺激口腔黏膜。睡觉时，应将义齿摘下，使无牙颌承托区组织得到休息，有利于组织健康。义齿不戴时应将其浸泡在凉清水中，不要长期在干燥下保存。

第6章
口腔正畸科常见疾病的护理

一、初诊患儿的护理

【概述】

接待护士温和亲切，起身回答疑问，告知患儿及其家长就诊须知、程序，矫治的大致费用和时间。

【初诊患者检查】

1. 口腔颌面部及正畸科专业检查

核对患儿病历及患儿姓名→安排患儿坐在治疗椅上→系好胸巾→接好漱口水→嘱患儿漱口→调整椅位及光源→等待检查。

2. 诊断性检查

通常包括拍X线片（头颅正位片、头颅侧位片，曲面平展片及个别牙位片），取上下颌研究模型，拍面像、口内像。检查资料交医生做数据分析，待治疗计划确立后邀请患儿来诊，交代正畸计划。

患者拍口内像的护理：根据患者年龄准备大小合适的正面拉钩、侧方拉钩及反光板。注意牵拉患者口角时动作轻柔，避免用强风吹患者口中的反光板，以减轻患者口干、恶心等不良反应，照相拉钩用毕需彻底清洁消毒。

3. 交代正畸计划

要求患儿和家长均在场，此时医生将治疗方案、正畸所需费用、治疗时间的安排及正畸过程中可能出现的问题告知患儿和家长，同意治疗后签订正畸治疗知情同意书。此时应提醒患儿和家长清楚认识正畸效果满意与否，正畸过程顺利与否，除依赖于准确的诊断、合理的设计和熟练的操作外，患儿和家长的配合起着至关重要的作用。正畸治疗是一个长期的过程，患儿和家长必须有充分的思想准备。

二、活动矫治器的护理

【概念】

活动矫治器是一种可自行摘戴的纠正错𬌗畸形的矫正装置，医生根据治疗需要，在矫治器上设计可以施加矫治力的附件或调节加力、固位部件、基托等，以便达到矫治错𬌗畸形的目的。它由固位、加力、连接装置3个部分组成。

【适应证】

纠正前牙反𬌗、扩大牙弓、解除深覆𬌗、纠正下颌后缩等。

【物品准备】

一次性检查盘、水杯、正畸专用器械、低速手机、马达、低速砂石车针、咬合纸及所需辅助装置（如头帽颏兜等）。

【治疗流程及护理配合】

1. 核对患者病历及患者姓名→安排患者坐在治疗椅上→系好胸巾→接好漱口水→嘱患者漱口→调整椅位及光源。

2. 将砂石车针装在低速手机上备用。

3. 治疗中协助医生进行调整、磨改等工作，备好咬合纸及正畸专用器械。

4. 治疗完毕后→医生（护士协助）嘱患者治疗后注意事项→整理用物→处理器械→洗手→将物品放回原处备用。

5. 对初次佩戴矫治器的患者进行登记，建立复诊卡，协助医生预约下次复诊日期（一般佩戴活动矫治器的患者每2周复诊1次）。

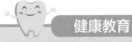
健康教育

1. 保持口腔卫生，养成进食后刷牙的良好习惯。

2. 刷牙同时将矫治器取下用牙刷、牙膏、清水清洗干净，预防牙周疾病发生。

3. 初戴矫治器可出现发音不清、流涎等不适现象，一般1周后可好转，告知患儿及家长无须担心。

4. 妥善保管矫治器，防止损坏和丢失。

5. 不用热水或酒精擦拭消毒矫治器，不戴用时可浸泡在凉水或放在硬质盒内防止变形。

6. 告知患儿及嘱咐家长督促患儿严格按医嘱规定时间戴用矫治器，并去除影响口腔正常发育的各种不良习惯，否则影响正畸效果，延长疗程。

7. 有特殊情况打电话联系后来诊，一般佩戴活动矫治器的患者每2周复诊1次。

三、固定矫治器的护理

【概念】

固定矫治器是正畸矫治器中的主要类型。是通过粘接剂将正畸装置粘接在牙上，固位良好，支抗充分，适于施加各种类型的矫治力，并有利于多数牙齿的移动，能有效地控制牙齿移动的方向。固定矫治器由托槽、颊面管、带环、矫治弓丝及其他附件组成。

【适应证】

适用于除乳牙殆期的各种错殆畸形。

【物品准备】

分牙的物品准备：一次性检查盘、水杯、持针器2把、钢丝剪刀、开口器（及后牙拉钩）、吸唾管、吸唾器、不锈钢镊子、托槽、玻璃板、调拌刀、釉质粘接剂、粘接液、酸蚀液（30%磷酸）、低速弯手机、马达、矽粒子、带环（若为焊接颊面管备带环、带环就位器、去带环钳子）、酒精棉、棉球、分牙橡皮圈、玻璃离子粘接剂等。

【治疗流程及护理配合】

治疗需分牙和粘接两个步骤完成。

1. 分牙：在带环粘接前先进行分牙处理，由于牙齿间有紧密的邻接点，不可直接放置带环，因此在安放带环前对其牙进行有效分离，以获得微小的间隙。方法：用2把持针器夹住分牙圈，以条状置入分牙处，一般放置3～7天于带环试戴时弃掉。

复诊：一次性检查盘、水杯、持针器1把、钢丝剪刀及医生治疗时所需物品（如钳子、弓丝等）。

2. 带环粘接

（1）分牙3～7天后，调试带环，根据牙齿形态大小选择合适的带环，依照带环号码顺序逐一传递。

（2）带环调试完毕后，将经试戴但未用的已经污染的带环进行消毒处理。

（3）将选择好的带环用75%酒精棉球消毒后，吹干，准备好隔湿棉球备用。

（4）准备粘接，调拌玻璃离子粘接剂，要求黏稠度适中。

（5）将调拌好的粘接剂从带环龈方以半环状均匀涂在带环内侧面，调整合适方向，递给医生，传递时手不可握住颊面管。传递方向：右侧带环颊面管指向医生，左侧带环颊面管指向自己一方。

（6）如需调殆，备高速手机，轮状车针。

（7）操作完毕，整理用物，将玻璃板和调拌刀清洁，消毒待用。

3.托槽粘接

牙面光洁→酸蚀→涂布釉质剂A、B液→粘接托槽。

（1）核对患者病历及患者姓名→安排患者坐在治疗椅上→系好胸巾→接好漱口水→嘱患者漱口→调整椅位及光源。

（2）安装低速弯手机及矽粒子，进行牙面光洁处理。

（3）置开口器，准备酸蚀液，进行牙面酸蚀处理。

（4）医生用水枪冲洗牙齿表面的酸蚀液，此时护士应配合吸唾，把患者口腔中的水及唾液吸干净，保持牙面清洁干燥，准备好隔湿棉球备用。

（5）吹干牙面后，将备好的隔湿棉球传递给医生进行隔湿处理，取等量的釉质剂A、B液涂布于牙面，同时护士根据托槽大小取等量的釉质粘接剂，以清洁消毒后的玻璃板，调拌刀调制，调拌时间不超过45秒，调制后的粘接剂均匀、细腻、无杂质。

如用光敏树脂粘接托槽还需备光敏车（光敏灯、电源设备、酸蚀液、小刷子、粘接剂、光敏材料）。

用光敏树脂粘接托槽的治疗及护理：

（1）连接好光敏机的电源。

（2）准备酸蚀液，进行牙面酸蚀处理。

（3）医生用水枪冲洗牙齿表面的酸蚀液，此时护士应配合吸唾，把患者口腔中的水及唾液吸干净，保持牙面清洁干燥，准备好隔湿棉球备用。

（4）吹干牙面后，医生用棉球隔湿→护士用小刷子蘸适量粘接剂递送医生→医生在牙面上涂粘接剂→护士将光敏灯递送给医生→医生用光敏灯照射牙面20秒（或按说明书）→同时护士嘱患者闭眼（或戴保护镜）→护士用吸唾器吸出口腔中的唾液。

（5）涂粘接剂→护士用光敏调拌刀取与托槽等量的粘接剂递给医生→及时用吸引器吸出口腔内唾液→医生用光敏灯照射牙面20秒（或按说明书）→同时护士嘱患者闭眼。

4. 吸唾管的放置

吸唾器是现代正畸治疗中必不可少的用具，护士要掌握口腔内各种不同部位治疗时吸唾管放置的位置和操作要领。操作时动作轻柔，勿引起患者恶心反应，应使患者在治疗过程中感觉舒适。

5. 为初戴固定矫治器的患者登记建立复诊卡，并向其交代佩戴矫治器后注意事项。

 健康教育

1. 保持口腔卫生，养成每日进食后刷牙的习惯，有条件使用正畸专业牙刷。

2. 如需分牙患者，先告知分牙后牙齿会有些不舒服，嘱其不要自行拆除分牙圈，下次复诊时分牙圈将由医生拆除。

3. 初戴固定矫治器，可有不适疼痛感，多在1周后自行消失，无须担心，此期间可调整饮食，进食温软食物。

4. 嘱患者不要吃过硬、过黏的食物，水果、饼干等食物切成小块后再放入口中，坚硬骨头或果核小心剔除后方可食用，以避免托槽、带环断裂、脱落现象发生。

5. 告知患者按预约时间复诊，如治疗中出现严重疼痛或托槽、带环脱落及损坏等反应及时与医生联系，由医生根据情况妥善处理。

四、活动保持器的护理

【概念】

活动保持器是一种可以自行摘戴的正畸治疗后的保持装置。具有结构简单、制作容易、保持效果稳定等特点，是目前临床最为常用的一种保持器，由双曲唇弓、一对磨牙卡环和塑料基托组成。

【目的】

防止错𬌗畸形的复发。

【适应证】

错𬌗畸形在治疗结束以后，进入保持阶段的患者。

【物品准备】

一次性检查盘、持针器、去托槽钳子、有带环者备去带环钳子、高速手机、裂钻、低速直手机、低速砂石车针、低速弯手机、矽粒子、抛光杯、牙膏、已做好的保持器（有时备技工钳：三德钳、日月钳）。

【治疗流程及护理配合】

1. 先用去托槽钳子将口内托槽去除，以高速手机、裂钻去除牙齿上残留剂，然后用矽粒子、抛光杯、牙膏做光洁处理。

2. 牙面处理后试戴、调整保持器。

3. 护士按步骤传递器械，吸唾，保持术野清晰。

 健康教育

1. 加强口腔卫生，养成每餐后刷牙和清洁保持器的习惯。

2. 初戴保持器可有说话时吐字不清、恶心等不适感，1周后多自行消失，可不必担心。

3. 以硬质盒、凉水浸泡保存保持器，杜绝丢失损坏保持器的行为。

4. 嘱患者严格按医嘱要求佩戴保持器，保证足够佩戴时间。一般要求患者在最初的6~12个月内全天24小时佩戴矫治器，此后的6个月只晚上使用；再后6个月隔日晚上使用1次。如此持续直至牙齿稳定。

5. 6个月复诊1次，有特殊情况打电话咨询后来诊。

五、固定保持器的护理

【概念】

舌侧保持器是一种应用和设计各种固定装置并粘接在牙齿舌侧表面来进行保持的保持器,可克服患者合作因素的影响,效果稳定、可靠。

【目的】

防止错殆畸形复发。

【适应证】

对美观要求较高或需要长期或终生保持的患者。

【物品准备】

一次性检查盘、持针器、钢丝剪刀、去托槽钳子、有带环者备去带环钳子、光固化机、开口器、酸蚀液、吸唾管、吸唾器、棉卷、光固化粘接剂、一次性毛刷、镍钛麻花丝、长约10cm、0.25结扎丝5～7段、高速弯手机、裂钻、轮状车针、低速手机、矽粒子、抛光杯、牙膏等。

【治疗流程及护理配合】

1. 酸蚀后吸唾。

2. 将镍钛麻花丝贴于牙齿舌侧面或腭侧面,结扎丝结扎或先结扎再酸蚀。

3. 以毛刷取适量光敏粘接液糊剂做固定,光固化照射40秒。

4. 粘固后将结扎丝去除,拆除固定矫治器,牙面光洁处理。

 健康教育

1. 保证口腔卫生,强调三餐后及时刷牙漱口,保持清洁,尤其是制作保持器的部位。

2. 按医嘱复诊,有问题及时与医生联系。

六、压模保持器的护理

【概念】

由弹性塑料制作，覆盖所有牙列的牙冠，用于正畸后的保持有利于咬合关系及牙位的稳定。

【目的】

使牙和颌骨稳定于矫治后的特定位置，保持临床正畸效果。

【物品准备】

一次性检查盘、持针器、去托槽钳子、有带环者备去带环钳子、高速手机、低速弯手机、低速直手机、裂钻、适用磨头、咬合纸、矽粒子、抛光杯、牙膏、已做好的保持器。

【治疗流程及护理配合】

1. 把托槽钳子递给医生，将口内托槽去除。再将高速手机、裂钻递给医生，去除牙齿上残留的粘接剂，然后用矽粒子或抛光杯蘸牙膏递给医生做光洁处理。

2. 牙面处理后，协助医生调磨保持器：安装好低速手机及磨改抛光用的车针，注意保护患者眼部安全，嘱闭目。

3. 调整咬合，必要时上高速手机及车针调𬌗，准备咬合纸。

4. 教会患者正确戴取矫治器的方法，指导幼儿家属帮助戴用。

第7章
口腔种植科常见疾病的护理

【就诊流程】

全口系统检查→拍数字化曲面平展片、CBCT及/或牙片→计算机测量→常规化验→预约手术→手术→拆线→换愈合基台→取模→戴牙→复诊。

一、牙种植术

【概念】

牙种植是指将无机的异体材料锚固在颌骨内，为缺失牙的修复体提供支持和固定。因此牙种植包括种植体的外科植入、义齿的制作、义齿戴入和种植修复完成后的维护等一系列过程。

【目的】

是将适宜的种植体植入到牙槽骨内，使其与骨组织产生生物性结合，并在此基础上进行义齿修复。

【适应证】

1. 上下颌部分或个别牙缺失，邻牙不宜做基牙或为避免邻牙受损伤者。

2. 磨牙缺失或游离端缺牙的修复。

3. 全口缺牙尤其是下颌骨牙槽严重萎缩者，由于牙槽形态的改变，传统的义齿修复固位不良。

4. 活动义齿固位差、无能力、黏膜不能耐受者。

5. 对义齿的修复要求较高，而常规义齿又无法满足者。

6. 种植区应有足够高度及宽度的健康骨质。

7. 口腔黏膜健康，种植区有足够厚度的附着龈。

8. 肿瘤或外伤所致单侧或双侧颌骨缺损，需功能性修复者。

9. 耳、鼻、眼眶内及颅面缺损的颌面赝复体固位。

【禁忌证】

1. 全身情况差或严重系统疾病不能承受手术者。

2. 严重糖尿病，因术后易造成感染，故应在糖尿病得到控制时方可手术。

3. 口腔内有急慢性炎症者，如牙龈、黏膜、上颌窦炎症等，应在治愈后手术。

4. 口腔或颌骨内有良、恶性肿瘤者。

5. 某些骨疾病，骨质疏松症、骨软化症及骨硬化症等。

6. 严重习惯性磨牙症。

7. 口腔卫生差者。

8. 精神病患者。

二、种植Ⅰ期手术的护理

【术前准备】

1. 患者准备

（1）影像学检查，术前常规化验检查，前牙美学区缺失牙患者常规取模、排牙，确认修复后效果。约定手术日期，根据患者牙位、术式、种植体系统等合理安排手术时间。女性患者注意避开月经期；长期服用抗凝药物的患者，在病情允许下，遵医嘱停用抗凝药物半个月后方可手术。

（2）口腔洁治，术前1周进行全口牙周洁治，确认口腔卫生状况良好，牙龈无炎症，方可进行手术。

（3）取术前模型和制作外科模板。

（4）嘱患者手术前1天及手术当天口服抗生素，术式复杂、缺牙较多患者术前服用止痛药，清淡饮食，禁酒并充分休息。

（5）手术当天为患者测量血压，交代并签署手术知情同意书及治疗计划书，填写患者基本信息。

（6）取药，用复方氯己定漱口液反复含漱，清洁消毒口腔，每次含漱2~3分钟。

2. 药品准备：0.5%氯己定棉球、复方阿替卡因注射液、4℃生理盐水500mL、红霉素眼药膏。

3. 器械准备：无菌敷料包（手术衣3件，头帽1件，小单1件，大单2件）、种植器械包（弯盘3个、大止血钳1把、麻杯3个、口内拉钩1对、麻枪1把、刀柄1把、蚊式钳3把、持针器1把、巾钳子2把、骨膜分离器1把、种植变速手机护机套1个、锡箔纸1张、注射针头1个、测量尺1把、针线、纱布若干）、种植器械袋（平镊1把、齿镊1把、挖器1个、探针1个、骨膜分离器1把、手术剪1把）、种植变速手机1把、照相拉钩1对、反光板1个、无菌手套3副、无菌刀片、吸引器连接管、吸引器头、输水管、瓶套、种植器械盒、种植机。

【治疗流程及护理配合】

1. 手术助手与器械护士核对种植系统，器械护士将术前准备的无菌物品开包，备用。

2. 手术助手携患者至手术室，戴帽子，穿鞋套，必要时连接心电监护仪。

3. 调整患者体位，再次核对患者病历及患者姓名，根据患者种植牙位进行椅位及头托的调整。巡回护士嘱患者不要紧张，如有不适请举左手示意。

4. 消毒：包括口腔内消毒和口腔周围皮肤消毒。使用0.5%氯己定棉球消毒，口腔周围皮肤消毒范围上至眶下，下至上颈部，两侧至耳前。巡回护士将盛有0.5%氯己定的弯盘及止血钳传递给医生。

5. 常规铺巾：巡回护士配合医生、手术助手、器械护士穿手术衣。手术助手协助医生将头帽包裹患者头部，铺大单。器械护士将巾钳子、吸引器管、吸引器头及输水管传递给医生，巡回护士配合医生连接负压吸引器，倾倒无菌生理盐水，传递油膏。

6. 拍摄患者术前口内像：巡回护士配合医生进行术前患者正𬌗像、侧𬌗像及𬌗面像的拍摄。

7. 麻醉：局部浸润麻醉，器械护士将连接完好的麻枪传递给医生，巡回护士将无菌生理盐水与输水管相连接，安装于种植机上，协助医生连接种植护机套。

8. 切开：根据种植位置进行直线、角形或梯形切开。器械护士将已安装15号圆刀的刀柄传递给医生（根据切口需要准备11号尖刀或12号镰刀）。

9. 翻瓣：剥离黏膜，去除骨面结缔组织。器械护士传递骨膜分离器，巡回护士对清创后的骨面进行拍照记录。

10. 预备种植窝（以Straumann骨水平系统器械为例）

（1）球钻定点：器械护士传递测量尺、球钻。

（2）先锋钻定向：器械护士传递2.2mm先锋钻针。

（3）种植方向及深度测量：器械护士传递平行杆及测深尺，巡回护士配合拍照记录平行杆位置。

（4）逐级备洞：器械护士根据医生所需备洞直径依次传递2.8mm、3.5mm、4.2mm扩孔钻，收集骨屑，做好钻针的清理。

（5）颈部成型钻成形：器械护士传递相应直径的颈部成型钻。

11. 植入种植体：采用机动植入或手动旋入种植体。巡回护士与医生核对种植体型号无误后，进行种植体开包。器械护士传递种植体，并根据植入方式传递机用植入器或扭矩扳手。巡回护士根据植入方式调节种植机程序、转数、扭力。种植后种植体条码及标签须保留。

12. 安装覆盖螺丝或愈合基台：器械护士将封闭螺丝或愈合基台固定于扳手上，蘸取无菌凝胶传递给医生。巡回护士配合拍照记录封闭螺丝或愈合基台位置。

13. 缝合创口：器械护士将针线、齿镊及手术剪传递给医生。巡回护士配合拍照记录创口缝合情况。

14. 术区冲洗消毒，压迫止血：器械护士传递0.5%氯己定棉球、无菌纱布。

健康教育

1. 创口上的纱条轻咬30分钟后可以吐去。

2. 2小时后可以进食（温凉、软食），勿用患侧咀嚼，禁食过硬、过辣等刺激性食物，餐后轻轻漱口，保持口腔清洁。

3. 术后当天不做剧烈运动，不开长途车，不饮酒，不泡热水澡。创口稍有肿胀或疼痛属正常现象，不能耐受者可口服止痛药。

4. 发现愈合基台出现松动或者脱落的情况请及时就医。

5. 下颌后牙种植的患者，术后拍摄曲面平展片，判断种植体位置。术后3~4小时麻药药效消退后，如下唇麻木未减轻，需马上同医生联系。

6. 术后8~10天拆线。

7. 拆线前不戴原义齿，通常2周后调磨缓冲后使用。

三、种植Ⅱ期手术的护理

【概念】

做埋植式种植的患者在种植手术后3～6个月待种植体与颌骨完成骨结合后，行Ⅱ期手术，安置愈合基台。可采用手动切开法或机用钻打孔法。

【术前准备】

1. 患者准备：根据Ⅰ期术式、牙位、进行X线拍摄复查，了解骨结合程度。

2. 药品准备：0.5％氯己定棉球、复方阿替卡因注射液、红霉素眼药膏、生理盐水。

3. 器械准备：弯盘2个、大止血钳1把、蚊式钳2把、麻杯1个、挖器1个、刀柄1把、探针1个、齿镊、头帽、针头、针线、无菌纱布、无菌刀片（15号圆刀/11号尖刀/12号镰刀）、手术剪、麻枪、扳手、口镜、无菌手套、吸唾管、吸唾器、愈合基台。

【治疗流程及护理配合】

1. 携患者至椅位，核对患者姓名、牙位、种植体系统、X线复查片，根据种植牙位调节椅位，嘱患者勿紧张。

2. 消毒：使用0.5％氯己定棉球进行口内及口外消毒。护士将盛有0.5％氯己定的弯盘及止血钳传递给医生。

3. 常规铺巾：护士将无菌头帽传递给医生，配合铺巾，为患者口角涂抹红霉素眼药膏，防止术中牵拉造成口角裂伤。

4. 麻醉：局部浸润麻醉。护士将连接完好的麻枪传递给医生，配合吸唾。

5. 切开：采用直线或环形切口。护士传递刀柄，根据切口位置准备适合的刀片（15号圆刀/11号尖刀/12号镰刀）。若采用机用钻打孔法，护士将已连接环钻的种植手机传递给医生，并配合吸唾。

6. 去骨：去除覆盖在封闭螺丝上的多余骨组织或修整牙槽嵴。护士将连接去骨钻的种植手机传递给医生，并配合吸唾。

7.更换愈合基台

（1）取出封闭螺丝，护士传递扳手、蚊式钳。

（2）冲洗种植窝：护士传递抽吸生理盐水的注射器，配合吸唾。

（3）旋入愈合基台：护士传递愈合基台，扳手。

8. 修整牙龈，必要时缝合创口，护士传递刀柄、齿镊、针线、手术剪。

9. 冲洗创口，压迫止血，护士配合吸唾，传递无菌纱布，为患者交代术后宣教。

10. 根据Ⅱ期术式和局部骨组织及牙龈愈合情况，护士为患者预约下次拆线或取模时间。

健康教育

1. 术后当天勿用患侧咀嚼，勿吃过热、过硬和辛辣等刺激性食物。

2. 注意保持口腔卫生。

3. 术后当天出现伤口胀痛的感觉，属正常反应，不能耐受者可口服止痛药。

4. 术后如愈合基台出现松动或者脱落现象应及时就诊。

5. 术前缺牙区有活动义齿的患者，术后需经修复医生调磨、修整义齿后方可佩戴。

四、引导骨再生术的围手术期护理

【概念】

引导骨再生术：在骨缺损处，利用生物屏障膜维持手术建立的空间，并借此阻挡增殖较快的上皮细胞和成纤维细胞长入，保证增殖速度较慢的成骨细胞和血管的生长。手术中，生物屏障膜往往需要与植骨材料联合应用，以防止发生塌陷。此外，植骨材料还将为新骨生长提供支架。

【术前准备】

1. 患者准备

（1）影像学检查，术前拍摄CBCT或数字化曲面平展片了解骨缺损程度。

（2）详细为患者交代植骨术后反应、术中风险及术后用药。

（3）术前嘱患者口服抗生素及止痛药。

2. 药品准备：0.5％氯己定棉球、复方阿替卡因注射液、4℃生理盐水500mL、红霉素眼药膏。

3. 器械准备：无菌敷料包、种植器械包、种植器械袋、其他用物（内容物同"种植Ⅰ期手术的护理中器械准备"）。

4. 植骨特殊用物：钛钉、锤子、植骨器械、小球钻、注射器、刮骨器。

【治疗流程及护理配合】

1. 手术助手与器械护士核对种植系统，器械护士将术前准备的无菌物品打开，备用。

2. 手术助手携患者至手术室，戴帽子、穿鞋套，必要时连接心电监护仪。

3. 调整患者体位，再次核对患者病历及患者姓名，根据患者种植牙位进行椅位及头托的调整。巡回护士嘱患者不要紧张，如有不适请举左手示意。

4. 消毒：包括口腔内消毒和口腔周围皮肤消毒。巡回护士将盛有0.5％氯己定的弯盘及止血钳传递给医生。

5. 常规铺巾：巡回护士配合医生、手术助手、器械护士穿手术衣。

手术助手协助医生将头帽包裹患者头部，铺大单。器械护士将巾钳子、吸唾器管、吸引器头及输水管传递给医生，巡回护士配合医生连接负压吸唾器，倾倒无菌生理盐水，传递红霉素眼药膏。

6. 拍摄患者术前口内像：巡回护士配合医生进行术前患者正𬌗像、侧𬌗像及𬌗面像的拍摄。

7. 麻醉：局部浸润麻醉。器械护士将连接完好的麻枪传递给医生，巡回护士将无菌生理盐水与输水管相连接，安装于种植机上，协助医生连接种植护机套。

8. 切开：根据种植位置进行直线、角形或梯形切开。器械护士将已安装15号圆刀的刀柄传递给医生（根据切口需要准备11号尖刀或12号镰刀）。

9. 翻瓣：剥离黏膜，去除骨面结缔组织。器械护士传递骨膜分离器，巡回护士对清创后的骨面进行拍照记录。

10. 预备种植窝，植入种植体：器械护士传递相应钻针，收集骨屑。巡回护士将种植体递给医生，并调节种植机程序。

11. 安装封闭螺丝或愈合基台：器械护士传递扳手、蚊式钳。

12. 制备受植床：在植骨床表面用小球钻钻孔，穿破皮层骨，开放骨髓腔。器械护士传递小球钻。巡回护士拍摄记录受植床图片。

13. 固定生物屏障膜：器械护士传递钛钉、锤子。

14. 填入植骨材料：将骨代用品单独或与自体骨、血液及生理盐水混合后填充于缺骨区域。巡回护士将骨代用品、植骨器械传递给医生。巡回护士拍摄记录植骨情况。

15. 覆盖生物屏障膜，骨膜减张：器械护士传递生物屏障膜、齿镊、骨膜分离器、手术剪。

16. 关闭伤口，清理创面，压迫止血：器械护士传递针线、手术剪、0.5%氯己定棉球、无菌纱布。

健康教育

1. 术区适当加压，压迫止血。术后24小时内，局部冷敷3~5次，每次半小时。24小时后，如果局部肿胀可以热敷。术区局部加压3天，可以服用消肿药物。

2. 植骨术后患者常规抗感染治疗，静脉注射抗生素5~7天。

3. 告知植骨患者术后3天为肿胀高峰期，嘱患者勿紧张，3天后肿胀症状逐渐缓解。

4. 注意口腔清洁，预防感染。

5. 术后8~10天拆线，拆线前不戴原义齿。

五、上颌窦提升术

【概述】

由于存在上颌窦，上颌后牙在缺失以后，常常伴随牙槽突高度不足。上颌窦提升技术的应用成功地解决了该区域种植的难题。按照手术径路，上颌窦提升技术分为上颌窦侧壁开窗法和经牙槽突上颌窦底提升法。开窗法是在直视下操作，可靠性高，提升范围和高度充分且准确。缺点是创伤大，因此主要使用于上颌窦底严重骨萎缩以及复杂上颌窦底解剖形态等情况。经牙槽突法优点是创伤小，缺点是盲探下操作，提升范围和幅度有限，因此主要适用于轻度骨高度不足、上颌窦底较为平坦等情况。

禁忌证：除种植一般禁忌证，急性上颌窦炎，上颌窦根治术后为上颌窦提升术的绝对禁忌证。慢性上颌窦炎、上颌窦囊肿、严重过敏性鼻炎、严重吸烟则为上颌窦提升手术的相对禁忌证。

（一）上颌窦侧壁开窗法的手术配合

【术前准备】

1. 患者准备

（1）影像学检查，术前拍摄CBCT了解上颌窦底牙槽突的骨量骨质，了解上颌窦底骨壁形态。

（2）详细为患者交代术中风险、术后反应及术后用药，告知患者术后不宜乘坐飞机等注意事项。

（3）术前嘱患者口服抗生素及止痛药。

2. 药品准备：0.5%氯己定棉球、复方阿替卡因注射液、4℃生理盐水500mL、红霉素眼药膏。

3. 器械准备：无菌敷料包、种植器械包、种植器械袋、其他用物（内容物同"种植Ⅰ期手术的护理中器械准备"）。

4. 上颌窦侧壁开窗特殊器械：上颌窦提升专用磨头、上颌窦提升去骨钻、上颌窦底黏膜剥离器、刮骨器。

【治疗流程及护理配合】

1. 手术助手与器械护士核对种植系统。器械护士将术前准备的无菌物品打开，备用。

2. 手术助手携患者至手术室，戴帽子、穿鞋套，必要时连接心电监护仪。

3. 调整患者体位：再次核对患者病历及患者姓名，根据患者种植牙位进行椅位及头托的调整。巡回护士嘱患者不要紧张，如有不适请举左手示意。

4. 消毒：包括口腔内消毒和口腔周围皮肤消毒。巡回护士将盛有0.5%氯己定的弯盘及止血钳传递给医生。

5. 常规铺巾：巡回护士配合医生、手术助手、器械护士穿手术衣。手术助手协助医生将头帽包裹患者头部，铺大单。器械护士将巾钳子、吸引器管、吸引器头及输水管传递给医生。巡回护士配合医生连接负压吸引器，倾倒无菌生理盐水，传递红霉素眼药膏。

6. 拍摄患者术前口内像：巡回护士配合医生进行术前患者正𬌗像、侧𬌗像及𬌗面像的拍摄。

7. 麻醉：局部浸润麻醉。器械护士将连接完好的麻醉枪传递给医生，巡回护士将无菌生理盐水与输水管相连接，安装于种植机上，协助医生连接种植护机套。

8. 切开黏膜：牙槽嵴顶中央或偏腭侧切口，近远中邻牙颊侧垂直呈倒梯形附加切口。器械护士将已安装15号圆刀的刀柄传递给医生。

9. 翻瓣显露上颌窦外侧壁，固定黏膜，修整骨面：器械护士传递骨膜分离器、齿镊、针线、手术剪及大球钻。巡回护士拍摄记录侧壁骨量。

10. 上颌窦侧壁开窗：器械护士将刮骨器、上颌窦专用磨头传递给医生，收集骨屑。巡回护士拍摄记录上颌窦底黏膜。

11. 抬起上颌窦底黏膜：沿上颌窦底骨面完整剥离上颌窦黏膜。器械护士传递上颌窦底黏膜剥离器。巡回护士拍摄记录抬起后上颌窦黏膜情况。

12. 检查上颌窦黏膜完整性：采用鼻腔鼓起试验。

13. 预备种植窝：器械护士传递相应钻针，收集骨屑。

14. 上颌窦底充填植骨材料：将植骨材料充填于上颌窦区黏膜下，器械护士传递骨代用品、植骨专用器械、上颌窦底黏膜剥离器。

15. 植入种植体：巡回护士传递种植体，调节种植机程序。

16. 安装封闭螺丝：器械护士传递扳手、蚊式钳。

17. 开窗区处理：开窗区覆盖生物屏障膜。器械护士传递生物膜、齿镊、骨膜分离器。

18. 骨膜减张，关闭创口：器械护士传递针线、手术剪。

19. 清理创面，压迫止血：器械护士传递0.5%氯己定棉球、无菌纱布。

 健康教育

1. 术后24小时内，局部冷敷3~5次，每次0.5小时。1天后，如果局部肿胀可以热敷。可以服用消肿药物。

2. 植骨术后患者常规抗感染治疗，静脉注射抗生素5~7天。

3. 告知植骨患者术后3天为肿胀高峰期，嘱患者勿紧张，3天后肿胀症状逐渐缓解。

4. 上颌窦提升术后患者不可用力擤鼻涕、打喷嚏，避免用吸管喝水等增加负压的运动。

5. 上颌窦提升术后患者短期内不宜乘坐飞机。

6. 上颌窦提升术后鼻腔有少量血丝属正常现象，嘱患者不要紧张。若出现鼻腔出血、持续疼痛等症状需及时就医。

7. 注意口腔清洁，预防感染。

8. 术后8~10天拆线，拆线前不戴原义齿。

（二）牙槽突上颌窦底提升法的手术配合

【术前准备】

1. 患者准备

（1）影像学检查，术前拍摄CBCT了解上颌窦底牙槽突的骨量骨质，了解上颌窦底骨壁形态。

（2）详细为患者交代术中风险、术后反应及术后用药，告知患者术后不宜乘坐飞机等注意事项。

（3）术前嘱患者口服抗生素及止痛药。

2. 药品准备：0.5% 氯己定棉球、复方阿替卡因注射液、4℃生理盐水 500mL、红霉素眼药膏。

3. 器械准备：无菌敷料包、种植器械包、种植器械袋、其他用物（内容物同"种植 I 期手术的护理中器械准备"）。

牙槽突上颌窦底提升术特殊器械：上颌窦提升骨凿、锤子。

【治疗流程及护理配合】

1. 手术助手与器械护士核对种植系统，器械护士将术前准备的无菌物品开包，备用。

2. 手术助手携患者至手术室，戴帽子、穿鞋套，必要时连接心电监护仪。

3. 调整患者体位：再次核对患者病历及患者姓名，根据患者种植牙位进行椅位及头托的调整。巡回护士嘱患者不要紧张，如有不适请用手拍打治疗椅示意。

4. 消毒：包括口腔内消毒和口腔周围皮肤消毒。巡回护士将盛有0.5% 氯己定的弯盘及止血钳传递给医生。

5. 常规铺巾：巡回护士配合医生、手术助手、器械护士穿手术衣。手术助手协助医生将头帽包裹患者头部，铺大单。器械护士将巾钳子、吸引器管、吸引器头及输水管传递给医生。巡回护士配合医生连接负压吸引器，倾倒无菌生理盐水，传递红霉素眼药膏。

6. 拍摄患者术前口内像：巡回护士配合医生进行术前患者正𬌗像、侧𬌗像及𬌗面像的拍摄。

7. 麻醉：局部浸润麻醉。器械护士将连接完好的麻醉枪传递给医生，巡回护士将无菌生理盐水与输水管相连接，安装于种植机上，协助医生连接种植护机套。

8. 切开黏膜，翻瓣：器械护士将已安装15号圆刀的刀柄、针线、手术剪传递给医生。

9. 修整牙槽嵴，去除结缔组织：器械护士传递大球钻、刮骨器。

10. 预备种植窝：常规制备种植窝，深度至上颌窦底以下1mm，种植窝直径通常为最终制备直径或小一级直径。器械护士传递相应钻针。

11. 冲顶上颌窦底骨壁：冲击上颌窦剩余1mm骨壁，使其形成盘形骨折并抬起。器械护士将相应直径的上颌窦提升骨凿和锤子传递给医生，冲击前嘱患者有震感，勿紧张。

12. 检查上颌窦黏膜的完整性：采用鼻腔鼓气试验。

13. 植入种植体：巡回护士传递种植体，调节种植机程序。

14. 安装封闭螺丝或愈合基台：器械护士将扳手、蚊式钳传递给医生。

15. 关闭创口，严密缝合，压迫止血：器械护士传递针线、手术剪、0.5%氯己定棉球、无菌纱布。

 健康教育

1. 创口上的纱条轻咬30分钟后可以吐去。

2. 2小时后可以进食（温凉、软食），勿用患侧咀嚼，禁食过硬、过辣等刺激性食物，餐后轻轻漱口，保持口腔清洁。

3. 术后当天不做剧烈运动，不开长途车，不饮酒，不泡热水澡。创口稍有肿胀或疼痛属正常现象，不能耐受者可口服止痛药。

4. 术后常规抗感染治疗：口服或静脉注射抗生素1周。

5. 上颌窦提升术后患者不可用力擤鼻涕、打喷嚏，避免用吸管喝水等增加负压的运动。

6. 上颌窦提升术后鼻腔有少量血丝属正常现象，嘱患者不要紧张。若出现鼻腔出血、持续疼痛等症状需及时就医。

7. 注意口腔卫生，预防感染。

六、骨挤压种植术的护理配合

【概述】

牙种植外科中达到种植体的初期稳定性是骨结合成功的一个重要先决条件。为了在骨质疏松时获得初期稳定性，采用骨挤压的方式可有效地增加种植体与骨组织的初期稳定性。骨挤压的常用方式分为：锥形种植体挤压植入、使种植窝直径小于种植体直径、骨凿法挤压及骨挤压钻挤压。以下介绍骨凿法挤压及骨挤压钻挤压。

【术前准备】

1.患者准备

（1）影像学检查，术前拍摄数字化曲面平展片或CBCT了解种植区骨密度及骨高度。

（2）详细为患者交代术中风险、术后反应及术后用药。

（3）术前嘱患者口服抗生素及止痛药。

2.药品准备：0.5%氯己定棉球、复方阿替卡因注射液、4℃生理盐水500mL、红霉素眼药膏。

3.器械准备：无菌敷料包、种植器械包、种植器械袋、其他用物（内容物同"种植Ⅰ期手术的护理中器械准备"）。

4.骨挤压术特殊器械：骨挤压专用骨凿、锤子，骨挤压钻。

【治疗流程及护理配合】

1.手术助手与器械护士核对种植系统。器械护士将术前准备的无菌物品开包，备用。

2.手术助手携患者至手术室，戴帽子、穿鞋套，必要时连接心电监护仪。

3.调整患者体位：再次核对患者病历及患者姓名，根据患者种植牙位进行椅位及头托的调整。巡回护士嘱患者不要紧张，如有不适请举左手示意。

4.消毒：包括口腔内消毒和口腔周围皮肤消毒。巡回护士将盛有0.5%氯己定的弯盘及止血钳传递给医生。

5. 常规铺巾：巡回护士配合医生、手术助手、器械护士穿手术衣。手术助手协助医生将头帽包裹患者头部，铺大单。器械护士将巾钳子、吸引器管、吸引器头及输水管传递给医生。巡回护士配合医生连接负压吸引器，倾倒无菌生理盐水，传递红霉素眼药膏。

6. 拍摄患者术前口内像：巡回护士配合医生进行术前患者正𬌗像、侧𬌗像及𬌗面像的拍摄。

7. 麻醉：局部浸润麻醉。器械护士将连接完好的麻醉枪传递给医生。巡回护士将无菌生理盐水与输水管相连接，安装于种植机上，协助医生连接种植护机套。

8. 切开黏膜、翻瓣：器械护士将已安装15号圆刀的刀柄、针线、手术剪传递给医生。

9. 修整牙槽嵴，去除结缔组织：器械护士传递大球钻、刮骨器。

10. 先锋钻及小直径扩孔钻定点：器械护士传递相应钻针，做好骨屑收集及钻针清理。

11. 骨挤压专用骨凿或骨挤压钻挤压：器械护士传递相应直径的骨挤压专用骨凿。

12. 植入种植体：巡回护士传递种植体，调节种植机程序。

13. 安装封闭螺丝或愈合基台：器械护士传递扳手、蚊式钳。

14. 关闭创口，严密缝合，压迫止血：器械护士传递针线、手术剪、0.5%氯己定棉球、无菌纱布。

 健康教育

1. 创口上的纱条轻咬30分钟后可以吐去。

2. 2小时后可以进食（温凉、软食），勿用患侧咀嚼，禁食过硬、过辣等刺激性食物，餐后轻轻漱口，保持口腔清洁。

3. 术后当天不做剧烈运动，不开长途车，不饮酒，不泡热水澡。创口稍有肿胀或疼痛属正常现象，不能耐受者可口服止痛药。

4. 术后常规抗感染治疗：口服或静脉注射抗生素1周。

5. 下颌后牙种植的患者，术后拍摄曲面平展片，判断种植体位置。术后3~4小时麻药药效消退后，如下唇麻木未减轻，需马上同医生联系。

6. 术后8~10天拆线。

7. 穿龈术式的患者，发现愈合基台出现松动或者脱落的情况请及时就医。

8. 拆线前不戴原义齿，通常2周后调磨缓冲后使用。

七、种植体印模技术的护理

【概述】

牙列缺损者种植体植入3～6个月后若骨结合良好即可进行种植修复。种植修复的印模方法有很多，根据使用的托盘是否开窗可分为开窗式印模和非开窗式印模，根据转移的目的分为基台转移印模和种植体转移印模。

【物品准备】

1. 常规用物：一次性检查盘、吸唾管、吸唾器、漱口杯、止血钳、高速手机、13号车针、0.5%氯己定棉球、2mL冲洗器、0.5%氯己定冲洗液、愈合基台扳手、照相拉钩、颌面反光镜。

2. 制取印模用物：转移杆、种植体替代体、不锈钢托盘（上、下颌）、印模材料（聚醚或硅橡胶、藻酸盐印模材）、注射器、计时器、硬化塑料粉、硬化塑料液、胶皮碗、调刀、殆蜡或殆记录硅橡胶、比色板、镜子。

【治疗流程及护理配合】

1. 患者准备

核对患者病历及患者姓名→安排患者坐在治疗椅上→系好胸巾→接好漱口水→嘱患者漱口→调整椅位及光源→嘱患者不要紧张→如有不适请举左手示意。

2. 检查口内情况：将口镜传递给医生。

3. 卸下愈合基台：传递愈合基台扳手。

4. 用0.5%氯己定冲洗袖口：传递0.5%氯己定冲洗液，并及时吸唾。

5. 安放转移杆：将转移杆、愈合基台扳手传递给医生，照相。

6. 如患者有两颗或两颗以上种植牙需用硬化塑料连接转移杆。

7. 制取工作印模：护士将聚醚或硅橡胶材料打入注射器内，医生先在种植区及牙齿咬颌面注射，再将聚醚或硅橡胶材料打在托盘上，医生将盛有聚醚或硅橡胶材料的托盘在患者口腔内就位，将托盘和注射器递给医生后按下计时器。同时观察患者的反应，做相应的指导，如果患者出现恶心症状，嘱其调节呼吸方法，用鼻吸气、嘴呼气以减轻不适反应。

8. 卸下转移杆：护士将愈合基台扳手传递给医生。

9. 再次冲洗牙龈袖口：传递0.5%氯己定冲洗液，并用吸引器管吸唾。

10. 安放愈合基台：护士将愈合基台扳手、消毒好的愈合基台传递给医生。

11. 制取对颌印模：调藻酸盐印模材放于对颌托盘上递给医生。

12. 连接转移杆与种植体替代体插入工作印模内：护士将转移杆、种植体替代体及愈合基台扳手传递给医生。

13. 患者咬合不稳时需要制取𬌗记录：准备酒精灯、𬌗蜡或𬌗记录硅橡胶。

14. 比色：关闭治疗灯，护士将比色板传递给医生，在自然光下比色，为患者准备镜子。

15. 协助患者清理嘴角的印模材料。

16. 整理用物→处理器械→洗手→将物品放回原处备用。

17. 预约复诊时间，交代注意事项

（1）保持口腔卫生。

（2）勿吃过黏、过硬食物，防止愈合基台脱落，如发生脱落，应尽快与医护人员联系，及时处理。

（3）注意病志本上预约的复诊时间，如改约，需提前打电话联系。

18. 灌注模型：用清水冲洗印模，喷洒消毒剂，藻酸盐印模材需立即灌注，聚醚或硅橡胶需静置30分钟后灌注。

八、种植义齿戴入的护理

【物品准备】

一次性检查盘、吸唾管、吸唾器、漱口杯、止血钳、水门汀充填器、愈合基台扳手、扭力扳手、2mL冲洗器、0.5%氯己定冲洗液、0.5%氯己定棉球、75%酒精、75%酒精棉球、纱布、棉球、单层咬合纸、双层咬合纸、塑料薄膜、牙线、低速手机、桃形砂石、高速手机、13号车针、调𬌗车针、照相拉钩、颌面反光镜、抛光轮、粘接剂、镜子、镊子、纱布。

【治疗流程及护理配合】

1. 核对患者病历及患者姓名→安排患者坐在治疗椅上→系好胸巾→接好漱口水→嘱患者漱口→调整椅位及光源→嘱患者不要紧张→如有不适请举左手示意。

2. 卸下愈合基台：传递愈合基台扳手。

3. 用0.5%氯己定冲洗袖口：传递0.5%氯己定冲洗液，并用吸引器管吸唾。

4. 安放基台并拧紧，检查基台就位情况：传递消毒好的基台，将愈合基台扳手、扭力扳手传递给医生，将口镜、探针传递给医生。

5. 试戴牙冠，检查牙冠就位情况，调整近远中接触点：传递探针，传递牙线，协助医生按压修复牙冠，如果接触过紧，则将单层咬合纸传递给医生。

6. 调𬌗：根据咬合纸的提示进行咬合调整，传递双层咬合纸。

7. 抛光：将抛光轮传递给医生。

8. 试戴牙冠，将镜子传递给患者，看牙冠的外观和颜色是否满意。

9. 消毒基台、牙冠：将75%酒精棉球传递给医生。

10. 基台加力：将扭力扳手传递给医生。

11. 封闭基台的螺丝孔：将充填材料传递给医生并传递水门汀充填器，照相。

12. 纱布卷隔湿：将镊子、纱布卷传递给医生。

13. 粘接：将调拌粘接剂传递给医生。

14. 清理粘接剂：将探针、口镜和牙线传递给医生。

15. 确认咬合情况：将双层咬合纸传递给医生。

16. 拍摄X线检查粘接剂是否去净：如果X线显示粘接剂未去净，将口镜、探针传递给医生。

17. 交代注意事项及复诊时间

（1）保持口腔卫生，正确使用牙线、牙刷。

（2）戴牙后由于牙龈退缩等原因致牙缝过大者，建议其使用牙间隙刷或冲牙器。

（3）需从软到硬过渡使用，逐渐负重，在以后的使用中勿吃过硬食物，如螃蟹壳、坚果壳等。

（4）定时复诊，首次3个月复诊，以后每6个月复诊1次。复诊请提前打电话预约。

（5）如发现种植牙松动、牙龈发红、疼痛、刷牙出血等异常情况，应及时就诊。

九、无牙颌种植覆盖义齿修复的护理

【概述】

种植体支持的全口覆盖义齿由植入颌骨内的种植体、附着体和全口义齿组成。目前临床常用的有球帽式、磁性附着体和Locator等种植覆盖义齿修复方式。种植体植入3～6个月后若骨结合良好即可进行种植修复。

【物品准备】

一次性检查盘、吸唾管、吸唾器、漱口杯、止血钳、牙周探针、愈合基台扳手、Locator基台扳手、Locator核心工具、Locator基台及配件、扭力扳手、2mL冲洗器、0.5%氯己定冲洗液、0.5%氯己定棉球、纱布、棉球、无牙颌钢托盘、印模材料（聚醚、藻酸盐印模材）、计时器、单层咬合纸、双层咬合纸、塑料薄膜、低速直手机、钨钢菠萝钻、低速裂钻、树脂抛光车针、高速手机、调𬌗车针、红蜡片、硬衬粉液。

【治疗流程及护理配合】

1. 核对患者病历及患者姓名→安排患者坐在治疗椅上→系好胸巾→接好漱口水→嘱患者漱口→调整椅位及光源→嘱患者不要紧张→如有不适请举左手示意。

2. 制取印模

（1）检查口内情况：将口镜传递给医生。

（2）询问患者病史和以往佩戴修复体情况，与患者讨论修复方案，直立椅位，调整灯光。

（3）卸下愈合基台：将愈合基台扳手传递给医生。

（4）用0.5%氯己定冲洗袖口：传递0.5%氯己定冲洗液，并用吸唾管吸唾。

（5）测量牙龈高度：传递牙周探针。

（6）根据牙龈高度选择合适的Locator基台安装并锁紧基台：将Locator基台扳手、扭力扳手传递给医生。

（7）制取无牙颌印模：调制藻酸盐印模材，将少许材料传递给医生，涂抹牙槽嵴倒凹区，余下印模材料装满托盘，传递给医生，待印模材凝固，从口内取出后，印模送模型室，灌注初印石膏模型。

（8）填写设计单：将印模和设计单交技工室，制作Locator基台总义齿，预约患者复诊。

3. 确定颌位关系

（1）试戴技工室制作的暂基托，磨改修整暂基托边缘：在低速直手机上安装钨钢菠萝钻后递给医生，用强力吸唾器管吸走磨改时产生的大量粉尘。

（2）制作蜡堤：点燃酒精灯，裁剪大小适中的红蜡片，协助医生烤软红蜡片塑形。

（3）放入患者口内确定颌平面、引导患者咬合，确定咬合垂直距离：将颌平面板传递给医生。

（4）确定中线：递镜子，请患者观看确认面部丰满度、咬合垂直距离和高度，将雕刻刀传递给医生。

（5）取出𬌗记录：凉水冲洗𬌗托。

（6）送技工室上𬌗架，排牙。

4. 试义齿排牙蜡型

（1）协助医生检查颌位关系，排牙位置，传递镜子请患者观看蜡修复体，蜡修复体从口内取出后用凉水冲洗。

（2）二次印模：在蜡修复体上打入聚醚材料，传递给医生后按下计时器。同时观察患者的反应，做相应的指导，如果患者出现恶心症状，嘱其调节呼吸方法，用鼻吸气、嘴呼气以减轻不适反应。将蜡修复体连同义齿设计单一起转交技工室，预约患者复诊。

5. 佩戴种植覆盖义齿修复体

（1）对义齿口内初步调𬌗：安装低速直手机及钨钢菠萝钻，传递咬合纸，同时使用强力吸唾器管吸去调磨产生的粉尘。

（2）将义齿组织面预留容纳磁石的窝洞适当扩大：用强力吸唾器吸去调磨产生的粉尘。

（3）在Locator基台周围放置垫圈，阻隔硬衬材料渗入软组织。

（4）将Locator基台球帽安装在对应的Locator基台上。

（5）试戴义齿并在基台位置磨穿义齿：将低速裂钻传递给医生。

（6）将硬衬材料放入预留容纳球帽的窝洞中，重衬义齿就位：调拌少量硬衬材料，协助义齿就位，使用吸唾器吸除材料异味。

（7）选择并安装合适的垫片：传递Locator核心工具及合适力量的垫片。

（8）细致调殆并抛光：传递钨钢菠萝钻及树脂抛光车针，同时用强力吸唾器吸去调磨产生的粉尘。

6. 交代注意事项及复诊时间

（1）嘱患者餐后及时清洁义齿，不佩戴时可摘下，清洁后放在凉水中浸泡。

（2）提醒患者餐后认真清洁Locator基台，用牙刷将环绕基台颈部的软垢清除。

（3）嘱患者定期复查：首次3个月复诊，以后每6个月复诊1次。复诊请提前打电话预约。

第8章
口腔颌面外科门诊常见疾病的护理

一、急救的护理

（一）晕厥（syncope）的护理

【概念】

晕厥俗称昏倒，是一过性脑缺血缺氧所引起的短暂的意识丧失。一般由紧张、恐惧、饥饿、疲劳、疼痛或体位改变引起。根据病因不同，可分为心源性晕厥、反射性晕厥、直立性低血压晕厥及其他晕厥等。在口腔科临床治疗中反射性晕厥（多为血管迷走抑制性晕厥）、直立性低血压晕厥、低血糖性晕厥、急精神性晕厥非常常见，而心源性晕厥最为严重。

【判断】

面色苍白、出冷汗、眼前发黑、胸部发闷、恶心、脉弱而缓、血压下降，甚至意识丧失而昏倒在任何场所。

【护理措施】

1.立即停止操作，放平椅位，或就地置患者于头低脚高位。

2.松解衣领，判断有无意识，测量血压和脉搏。

3.口服或静脉推注葡萄糖注射液。

4.意识丧失者，可给酒精嗅闻，指压水沟、合谷穴。

5.针对造成晕厥的原因进一步处理。如为心源性晕厥则立即吸氧，心电监护，必要时开放静脉通路。

6.多数患者平卧5～6分钟症状自行好转，晕厥发作的危险在于跌撞造成的外伤，当患者脸色苍白、出冷汗、神志不清时，立即让患者蹲下，再使其躺倒。

健康教育

1. 治疗前做好患者的心理护理，消除紧张恐惧心理。
2. 了解患者治疗前夜睡眠情况，体虚疲劳程度。
3. 对未进早餐及近中午拔牙患者，指导其进餐后再拔牙。
4. 实施下牙槽神经阻滞麻醉时要准确仔细。
5. 年老体弱患者治疗后，在牙椅上休息30分钟后再离开。

（二）窒息（asphyxia）的护理

【概念】

窒息是指急性呼吸道梗阻。口腔颌面部是呼吸道上端，受伤后由于组织移位、出血、碎牙、骨片、异物或分泌物误吸常可造成窒息。按发生的原因分为阻塞性窒息和吸入性窒息两类。

【判断】

1. 前驱症状：烦躁不安、出汗、鼻翼翕动、喉鸣音。

2. 窒息未及时解除，则表现呼吸困难，胸骨上窝、锁骨下窝、剑突下和肋间隙明显凹陷，口唇青紫、发绀。

3. 抢救不及时，脉搏弱而快，血压下降，瞳孔散大，直接导致死亡。

【护理措施】

窒息救治的关键是早期发现与及时处理，应争分夺秒就地抢救。对阻塞性窒息的患者，应根据具体情况，采取下列措施：

1. 因血块及分泌物等阻塞咽喉部者，护理人员应迅速用手掏出或用吸引器吸出阻塞物，将患者头偏向一侧或采取俯卧位，便于分泌物外流。

2. 因舌后坠而引起窒息者，应配合医生在舌尖后约2cm处用粗线穿过全层舌组织，将舌牵拉出口外并妥善固定。

3. 因上颌骨骨折段下垂移位而窒息者，护理人员在迅速清除口内分泌物或异物后，可就地取材采用筷子、小木棒、压舌板等，横放在两侧前磨牙部位，将上颌骨向上提，并将两端固定于头部绷带上。通过这样简单的固定，即可解除窒息，并可达到部分止血的目的。

4. 因咽部肿胀压迫呼吸道者，可以由口腔或鼻腔插入通气导管，以解除窒息。如情况紧急，又无适当通气导管，可用15号以上粗针头由环甲筋膜刺入气管内。如仍通气不足，可同时插入2~3根，随后做气管切开术。

5. 对吸入性窒息的患者，应立即进行气管切开术，通过气管导管，迅速吸出血性分泌物及其他异物，恢复呼吸道通畅。这类患者在解除窒息后，应严密注意防治肺部并发症。

（三）休克（shock）的护理

【概念】

休克是由多种原因引起有效循环血量锐减而导致维持生命的重要器官、组织的血液灌注不足，从而在临床上出现一系列症状和体征。口腔颌面部创伤患者发生的休克，主要是出血性或创伤性休克。单纯颌面部损伤发生休克的机会不多，常伴发其他部位严重损伤而引起。

【判断】

1. 代偿期：精神紧张或烦躁、面色苍白、手足湿冷、心率加快、过度换气等。血压正常或稍高。

2. 失代偿期：表情淡漠、反应迟钝、口唇肢端发绀、出冷汗、脉细速、血压下降。重者，四肢厥冷，血压、脉搏测不出，无尿。

【护理措施】

1. 立即取仰卧中凹位，将患者头偏向一侧。

2. 迅速建立两条静脉通路，查血型及交叉配血，尽快补充血容量。

3. 松解患者衣扣，保持气道通畅，给予氧气吸入。

4. 监测生命体征变化，详细记录病情发展和液体出入量。

5. 保持周围环境安静，尽可能少搬动或扰动患者，适当保暖。

6. 遵医嘱用药并观察用药后反应。

7. 维持水、电解质和酸碱平衡。

【注意事项】

颌面部创伤休克的急救中，不要应用吗啡，因吗啡有抑制呼吸的作用，而颌面部创伤患者易发生呼吸障碍，吗啡又可使瞳孔缩小，妨碍观察颅脑损伤的病情变化。

（四）心搏骤停（cardiac arrest）的护理

【概念】

心搏骤停是指各种原因导致的心脏射血功能的突然终止。心搏骤停的病因主要包括心源性病因和非心源性病因。心源性病因是指由心脏本身病变所致的心脏骤停，如冠状动脉粥样硬化性心脏病、心肌梗死和心肌病等，是心脏骤停的主要原因。非心源性病因是指由其他因素引起的心脏骤停，包括严重创伤、各种休克、手术及诊疗操作中的意外等。

【判断】

1. 突然意识丧失或伴有全身短暂的抽搐，患者昏倒于各种场合。

2. 大动脉搏动消失。

3. 呼吸骤停或呼吸断续，呈叹息样或抽泣样，继而停止。

4. 双侧瞳孔散大。

5. 面色苍白或转为发绀。

心搏骤停时，最可靠的临床征象是意识丧失伴大动脉搏动消失。通常成人检查颈动脉，儿童检查股动脉，婴儿检查肱动脉或股动脉。

【护理措施】

心肺脑复苏（cardiopulmonary cerebral resuscitation，CPCR）是使心搏、呼吸骤停的患者迅速恢复循环、呼吸和脑功能的抢救措施。心肺复苏（cardiopulmonary resuscitation，CPR）是针对心跳、呼吸骤停所采取的急救措施，即应用胸外心脏按压或其他方法形成暂时的人工循环并恢复心脏自主搏动，用人工呼吸代替自主呼吸并恢复自主呼吸，从而达到挽救生命的目的。脑复苏是心肺功能恢复后，针对保护和恢复中枢神经系统功能的治疗，加强对脑细胞损伤的防治和促进脑功能的恢复，脑功能的恢复程度决定患者的生存质量。

完整的心肺脑复苏包括基础生命支持（basic life support，BLS）、高级心血管生命支持（advanced cardiovascular life support，ACLS）和综合的心搏骤停后治疗（integrated post-cardiac arrest care）3部分。

基础生命支持（BLS）又称初期复苏处理或现场复苏，是挽救生命的关键，具体操作流程如下：

1. 在评估安全情况下，快速识别和判断心搏骤停。

（1）判断患者反应：轻拍患者双肩部，靠近耳边大声呼叫："喂！你怎么了？"同时观察口唇、鼻翼和胸腹部起伏情况判断有无呼吸，应在10秒内完成。

（2）启动急救反应系统：院外拨打"120"，院内呼叫急救小组。置患者于复苏体位，即仰卧于坚实的平面上，使头、颈、躯干平直无扭曲，将双上肢放于身体两侧，解开衣服，暴露胸壁。

2. 循环支持（circulation）：指用人工的方法通过胸膜腔内压或直接挤压心脏产生血流，为冠状动脉、脑及其他重要脏器提供血液灌注。

（1）判断颈动脉脉搏：食指和中指并拢，从患者气管正中部（男性可先触及喉结），向旁滑移2～3cm，在胸锁乳突肌内侧轻触颈动脉搏动。如触摸不到动脉搏动，即可判定心搏已经停止，应立即行胸外心脏按压。

（2）胸外心脏按压

①按压部位：成人和儿童按压部位在胸部正中，胸骨的下半部，两乳头连线中点的胸骨处。婴儿在两乳头连线中点胸骨处稍下方。

②按压方法：施救者一只手的掌根部紧贴在两乳头连线中点胸骨处，另一只手掌叠加其上，两手手指交叉相扣，指尖向上抬起，双肩在患者胸骨正上方，双臂伸直，以髋关节为支点，用上半身的力量垂直向下用力快速按压。儿童可用单手按压，婴儿用2根手指或双手拇指环绕按压。

③按压频率和深度：按压频率100～120次/分，按压深度5～6cm。8岁以下儿童患者按压深度至少达到胸廓前后径的1/3，婴儿大约4cm，儿童大

约5cm。

④尽量减少按压中断，或将中断控制在10秒内。

⑤按压和放松时间基本相等，连续按压30次，每次按压后要保证胸廓充分回弹到正常，但手掌根部不能离开胸壁。在按压间歇期避免倚靠在患者身上。

3. 开放气道（airway）：首先松解衣领及裤带，清除口中分泌物、呕吐物、固体异物、义齿等。

方法1：仰头抬颏法（head tilt-chin lift）：适于没有头、颈部创伤者。施救者一只手小鱼际置于患者前额，使头部后仰；另一只手的食指与中指置于下颌骨近下颏或下颌角处，抬起下颏。

方法2：托颌法（jaw thrust）：用于疑似头、颈部创伤者。施救者位于患者头部后方，肘部支撑在患者躺的平面上，双手置于患者头部两侧，拇指放在下颏处，其余四指紧握下颌角，用力向前、向上托起下颌。

4. 人工呼吸（breathing）：如果患者没有呼吸或为无效呼吸（仅仅是叹息），应立即做口对口（鼻）、球囊-面罩等人工呼吸方法，首次人工通气2次，每次应在1秒钟以上，保证有足够的气体进入肺部。人工呼吸频率为10~12次/分，即每5~6秒给予人工通气1次，儿童和婴儿12~20次/分。

（1）口对口人工呼吸：在保证患者气道通畅和患者口部能张开的前提下进行，施救者用按于前额一手的拇指与食指捏闭患者的鼻孔，张开口贴紧患者口部（完全包住，婴儿连同鼻一块包住），正常呼吸下，缓慢吹气2次，每次吹气至患者胸部上抬后，即与患者口部脱离，轻轻抬起头部，同时放松捏鼻的手指，让患者胸廓回弹呼出气体。

（2）球囊-面罩通气：保证患者气道畅通，施救者位于患者头部后方，用CE手法将面罩扣住口鼻，即拇指和食指呈"C"形紧压面罩，其余三指呈"E"形紧托下颌，另一只手规律挤压球囊，提供足够的吸气/呼气时间（1:1.5~1:2）。

胸外心脏按压与人工通气比例为30:2。对于儿童和婴儿，双人施救时比例为15:2。每完成30次按压和2次通气为1个循环，完成5个循环或2分钟后对患者进行评估。

5. 早期除颤（defibrillation，D）：是终止室颤和无脉室速最有效的方法。对院外目击现场有自动体外除颤仪（AED），应尽快在3～5分钟内使用。非目击的心搏骤停（＞4分钟），先进行5个循环30∶2的复苏，然后除颤，除颤后立即再给予5个循环的复苏后检查，必要时再次除颤。

6. 心肺复苏有效指标

（1）颈动脉搏动恢复。

（2）自主呼吸出现。

（3）面色由发绀转为红润。

（4）有眼球活动，睫毛反射与对光反射出现，甚至手脚开始抽动。

（5）瞳孔由散大开始回缩。

【注意事项】

1. 抢救心搏骤停时，不要等待静听心音和心电图检查的证实。安置患者体位时要注意保护颈部。判定患者颈动脉搏动时，触摸颈动脉用力不要过大，以免妨碍头部血供，检查时间不要超过10秒。胸外心脏按压时，应平稳、有规律地进行，不能冲击式地猛压。每次人工呼吸后（单人CPR）行胸外心脏按压时，应重新定位。按压时肘部不要弯曲，否则压力减弱。两手掌应重叠放置，手指离开胸壁，以免造成肋骨及肋软骨骨折。

2. 按压者的更换：双人或有多个复苏者时，每2分钟更换按压和通气角色，换人时间应在5秒内完成，以保证有效的胸外心脏按压。

3. 预防胃胀气：防止胃胀气的发生，吹气时间要长，气流速度要慢，从而降低最大吸气压。

4. 终止现场CPR的条件

（1）自主呼吸及心跳已有良好恢复。

（2）有其他接受CPR训练合格人员接替抢救，或有医生到场承担了复苏工作。

（3）到场的医生确定患者已经死亡。

（4）继续复苏会将自身和他人至于危险境地时。

二、牙拔除术的护理

【适应证】

1. 牙体病损：牙体组织龋坏或破损严重，用现有的修复手段已无法恢复和利用者可拔除。

2. 根尖周病：根尖周病变不能用根管治疗、根尖切除等方法治愈者可拔除。

3. 牙周病：晚期牙周病、牙周骨组织支持大部分丧失，采用常规和手术治疗已无法取得牙齿的稳固和功能。

4. 牙外伤：冠折通常经过治疗处理是可以保留的。根中1/3折断一般为拔牙适应证。

5. 错位牙：影响功能、美观，造成邻近组织病变或邻牙龋坏，不能用正畸等方法恢复正常位置者均可考虑拔除。

6. 额外牙：额外牙常会引起正常牙的萌出障碍或错位，造成错𬌗畸形，常为拔牙适应证。

7. 埋伏牙、阻生牙：引起邻牙牙根吸收、冠周炎、牙列不齐、邻牙龋坏均应拔除。

8. 滞留乳牙：影响恒牙萌出者应拔除。

9. 治疗需要：因正畸治疗需要进行减数的牙；因义齿修复需要拔除的牙；囊肿或良性肿瘤累及的牙，可能影响治疗效果者均为拔牙适应证。

10. 病灶牙：引起颌骨骨髓炎、牙源性上颌窦炎等局部病变的病灶牙为拔牙适应证。

11. 骨折：颌骨骨折线上的牙或牙槽突骨折所累及的牙，应根据牙本身情况而定，尽可能保留。

【禁忌证】

1. 重症高血压、心力衰竭、心肌梗死及心绞痛频繁发作患者。

2. 患有血友病、白血病、恶性贫血及坏血病等血液病患者。

3. 口腔恶性肿瘤患者，牙位于恶性肿瘤病变区，不可单纯拔牙。

4. 患有糖尿病血糖未经控制的患者。

5. 患有口腔颌面部急性感染的患者；疲劳过度、饥饿、紧张恐惧及妇女月经期者。

6. 易流产或易早产的孕妇；严重的慢性疾病者。

牙拔除术的禁忌证有相对性。禁忌证受全身系统状况、口腔局部情况、患者精神心理状况、医生水平、设备药物条件等综合影响。在一定程度上，拔牙的禁忌证是可以转化的。某些疾病经综合处理后，在一定的监控条件下可以实施拔牙手术。

【术前准备】

1. 物品准备：0.2%碘伏棉球、棉球、一次性检查盘、牙挺、牙钳、刮匙、骨凿、骨锤、分离器、骨膜剥离子、注射器、一次性针头、局麻药（2%利多卡因或复方阿替卡因注射液）。

2. 患者准备：必要时拍X线片、做心电图。

【治疗流程及护理配合】

1. 核对患者病历及患者姓名→安排患者坐在治疗椅上→系好胸巾→调整椅位及光源，拔除上颌牙时患者头部应稍后仰，张口时上颌牙的颌平面与地面成45°，拔除下颌牙时颌平面与地面平行。备好麻醉药（询问有无过敏史），指导配戴眼镜或有活动义齿患者应取下放好，护士位于患者左侧。

2. 核对牙位，询问过敏史，准备麻醉物品，检查STA（无痛麻醉系统）运转是否正常，检查无痛麻醉针是否在有效期内，并进行安装。

3. 传递0.2%碘伏棉球，传递麻药注射器，麻药注射后，嘱患者闭口休息，不可随意活动，告知患者麻药注射后的反应，如有心慌、局部瘙痒等不良反应及时告知医护人员。

4. 根据不同牙齿传递相关拔牙器械，如需要增大牙周围间隙或劈开牙齿时应先告知患者，使其有思想准备。手术过程中，观察患者面色、情绪及病情变化，适时调节灯光保持术区明亮。

5. 拔牙后传递刮匙、无菌棉球，嘱患者咬紧，必要时准备缝合物品，整理用物。

6. 加强心理护理，缓解患者的心理紧张情绪，发放拔牙健康处方，详细介绍拔牙后的注意事项（健康教育）。

健康教育

1. 拔牙术后压迫止血的棉卷应咬30分钟后自行吐掉。

2. 有出血倾向的患者，拔牙后不要马上离开，待30分钟后，经医生检查确认安全后再离开。

3. 拔牙后1~2天，唾液中带少许血丝属正常现象，如出血较多应及时就诊。

4. 拔牙当天不要刷牙漱口，不用拔牙侧咀嚼食物，不用舌舔伤口，更不可反复吸吮、吐唾液，以免破坏凝血块。拔牙后2小时后方可进食，不宜进食辛辣刺激及过热食物。

5. 拔牙后不影响正常工作生活，但应避免剧烈运动。吸烟、饮酒会影响伤口愈合。

6. 阻生齿拔除后24小时内，拔牙侧可进行冷敷，减轻出血和肿胀。如拔牙创口有缝线，则需1周拆线。

7. 根据医生建议，术后服用抗生素和止痛药。如肿胀明显、张口困难或炎症较重，应及时复诊。

8. 拔牙术后1个月请于修复或种植科就诊，确定进一步治疗计划或开始修复治疗。

9. 拔牙创口缝线7~9天拆除。

三、智齿冠周炎冲洗术的护理

【概念】

智齿冠周炎是指智齿（第三磨牙）萌出不全或阻生时，牙冠周围软组织发生的炎症。临床上以下颌智齿冠周炎多见，上颌智齿冠周炎少见。其治疗以局部处理为重点，局部又以清除龈袋内食物碎屑、坏死组织和脓液为主。

【物品准备】

一次性检查盘、5mL注射器、10mL注射液、冲洗针头、0.9%生理盐水、3%过氧化氢、碘甘油。

【治疗流程及护理配合】

1. 核对患者病历及患者姓名→安排患者坐在治疗椅上→系好胸巾→调整椅位及光源。

2. 准备3%过氧化氢5mL和0.9%生理盐水10mL，分别连接弯钝冲洗接头。

3. 协助医生对冠周炎盲袋用3%过氧化氢和0.9%生理盐水进行反复冲洗，至冲洗流出液清亮为止，局部醮干，用探针将碘甘油送入盲袋内。

4. 若需全身应用抗生素者，应做好用药指导。

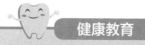

健康教育

1. 嘱患者休息，进流质饮食，禁食刺激性食物，治疗期间戒烟戒酒。
2. 宣传冠周炎的发病原因及早期治疗的重要性，对病灶牙遵医嘱应及早拔除，防止冠周炎再发。
3. 嘱患者用含漱液漱口，每日数次，保持口腔清洁。

四、颌面部软组织损伤清创术的护理

【概念】

清创术是面部预防创口感染和促进愈合的基本方法，一般原则是伤后越早进行清创越好，总的原则是6~8小时内进行，对于颌面部创口，由于血液循环丰富、组织抗感染能力强，因此，可以不拘泥于这个时间，超出这个时间的创口仍可以做清创处理和早期缝合创口。口腔颌面部损伤的伤员只要全身条件允许，应尽量对局部伤口进行早期外科处理，即清创术。

【适应证】

口腔颌面部损伤伤员生命体征稳定，口腔颌面部擦伤、挫裂伤、刺伤、割裂伤、撕脱伤、咬伤、贯穿伤等。

【物品准备】

生理盐水、3%过氧化氢、0.5%氯己定棉球、碘伏棉球、无菌手套、无菌纱布、局麻药、注射器、引流条（必要时）、油纱、小切包、一次性针头、美容缝合线、吸引器管。

【治疗流程及护理配合】

1. 核对患者病历及患者姓名→安排患者坐在治疗椅上→系好胸巾→调整椅位及光源。

2. 准备麻药，询问患者有无过敏史、高血压、心脏病等疾病。一般均可在局麻下进行，小儿或不合作的患者考虑全麻。

3. 冲洗创口：用3%过氧化氢和生理盐水彻底冲洗创口，力求将异物和血块去除干净，头部下面放一污物桶，以防冲洗液流入地面。

4. 清理创口：冲洗后行创口周围皮肤消毒，备0.5%氯己定棉球，铺巾，进行清创处理。

5. 缝合创口：注意检查活跃的出血点及断裂的血管，彻底结扎或缝合结扎止血，然后按层对位缝合。如果创口污染严重或已感染，缝合时应安置引流条。

6. 遵医嘱肌肉注射破伤风抗毒素（TAT）1500IU或人破伤风免疫球蛋

白250IU。

7.应用广谱抗生素，预防和控制感染。

健康教育

1.口内创口嘱患者保持口腔卫生，使用含漱液漱口。
2.颌面部创口术后根据病情1~2天换药一次。
3.一般术后7天拆线，感染创口根据具体病情决定。

五、牙再植术的护理

【概念】

牙再植术是将脱位的牙经处理后，原位植入牙槽窝内，以达到恢复咀嚼、语言功能与面容的目的。牙再植术分即刻和延期再植，后者极少应用。

【适应证】

外伤牙脱落，经处理后方可再植；误拔的健康牙齿应立即再植；再植牙一般以年龄小、牙根尚未发育充分完全、根尖孔呈喇叭状效果良好。

【物品准备】

1. 一般物品：一次性检查盘、无菌生理盐水、0.5%氯己定棉球、庆大霉素、无菌手套、牙弓夹板、钢丝、止血钳、钢丝剪刀、切断钳子、开口器、刮匙、吸唾管、吸唾器。

2. 牙体准备：外伤脱落的牙齿用无菌生理盐水清洗干净，置庆大霉素液中浸泡15～30分钟。

【治疗流程及护理配合】

1. 患者准备：核对患者病历及患者姓名→安排患者坐在治疗椅上→系好胸巾→调整椅位及光源→向患者讲明牙再植术的手术方法及术后注意事项，以取得合作。

2. 牙的处理：在无菌条件下进行，自抗生素液中取出牙，用生理盐水纱布保护。

3. 受植区的处理：递0.5%氯己定棉球消毒口周及黏膜，彻底清理牙槽窝，注意保护牙周膜。

4. 植牙：上开口器，将准备好的牙按一定方向植入，请患者做正中咬合，防止早接触，使牙齿根尖完全复位。

5. 固定与调整：按顺序传递钢丝、止血钳、钢丝剪刀等牙齿固定器械，术中随时吸唾。

健康教育

1. 常规给予广谱抗生素药物，以预防感染。

2. 注意口腔清洁，可用含漱液漱口，软毛牙刷刷牙，避免损伤再植牙。

3. 术后进流食逐渐改半流食、软食、普食，禁用再植牙咀嚼，4~6周拆除固定。

4. 术后定期复查，宜每周1次，检查固定是否可靠。

5. 术后应拍X线片，留作复查对比用。

六、牙槽脓肿切开术的护理

【概念】

急性牙槽脓肿多为急性炎症发展而来，出现牙齿松动，叩击痛。根尖脓肿时表现为自发性、持续性跳痛，发展为骨膜下脓肿时疼痛剧烈，当脓液溶解骨膜引起黏膜下脓肿时，疼痛则减轻。慢性牙槽脓肿有时叩击痛，瘘管排脓不畅时可引起亚急性发作，症状同急"性牙槽脓肿"。

【物品准备】

一次性检查盘、刀柄、11号刀、蚊式钳、引流条、0.5％氯己定、局麻药、干棉球、5mL注射器、无菌手套、无菌头帽。

【治疗流程及护理配合】

1. 核对患者病历及患者姓名→安排患者坐在治疗椅上→系好胸巾→调整椅位及光源→做好心理护理→减轻患者紧张与害怕心理。

2. 准备麻药，询问患者有无过敏史。

3. 严格遵守和执行无菌技术操作。

4. 手术过程中观察患者病情变化，出现异常及时报告医生。

5. 根据急性牙槽脓肿的症状与体征，遵医嘱进行消炎、止痛治疗。开放髓腔或切开引流时，传递所需器械及用物。

6. 炎症消退后，对不能保留的牙齿，嘱患者予以尽早拔除。

7. 治疗后→医生（护士协助）嘱患者治疗后注意事项→整理用物→处理器械→洗手→将物品放原处备用。

 健康教育

1. 切开后不能用力漱口，只能用漱口液轻轻含漱，避免切开处引流条脱出。

2. 定期更换引流条。

3. 向患者介绍牙槽脓肿的发病原因，让其了解对牙病早期治疗的重要性。

七、平阳霉素注射治疗口腔颌面部脉管性疾病的护理

【概述】

口腔颌面部脉管性疾病的发病率很高，其中大多数发生在颌面部皮肤、皮下组织及口腔黏膜，如唇、舌、口底等部位。多发生在婴幼儿时期，为了保持面部功能和美观，一般不宜手术切除，常用平阳霉素注射治疗。

【术前准备】

1. 物品准备：5mL或10mL注射器、0.2%碘伏棉球、无菌纱布、无菌手套、5号无菌针头、一次性检查盘。

2. 患者准备：常规术前检查，血常规，出、凝血时间，乙肝五项，测血压，拍胸片，做心电图，做好患者心理护理，避免患者紧张情绪，询问药物过敏史。

3. 药品准备：2%利多卡因注射液、0.9%生理盐水、平阳霉素8mg。

【配制方法】

0.9%生理盐水2.5mL+2%利多卡因注射液2.5mL+平阳霉素8mg。

【治疗流程及护理配合】

1. 核对患者病历及患者姓名→安排患者坐在治疗椅上→系好胸巾→调整椅位及光源，向家属或本人耐心解释治疗方法及可能出现的问题，如局部肿胀、疼痛、出血及黏膜坏死，以及可能出现呼吸及进食困难等症状。向患者说明该治疗的预后及治疗的效果，使患者消除紧张恐惧心理，以最佳的心理状态积极配合治疗和护理。

2. 配制药品。

3. 协助医生摆好体位。

4. 注射过程中协助医生固定头部，严密观察患儿（患者）的病情变化，口腔颌面部血运丰富，局部注射后肿胀明显，一般24小时之内最严重，3~5天均能减退或消失，又因口腔是呼吸道的开端，特别是舌根及口底血管瘤注射后，易发生呼吸道阻塞，造成呼吸困难甚至窒息。一旦出现

呼吸困难立即就地抢救。同时还应观察皮肤的颜色、黏膜坏死脱落的程度、有无牙龈出血及疼痛等。

【注意事项】

嘱患者或其家属压迫注射部位30分钟，第一次注射治疗的患者需留院观察2小时，遵医嘱口服抗生素3~5天，注意口腔卫生，鼓励患者多进水及高蛋白、高维生素、高热量饮食，增加抵抗力，促进康复，2周后复诊。

第9章
口腔颌面外科门诊手术室常见疾病的护理

一、阻生齿拔除术的护理

【概念】

阻生牙是由于邻牙、骨或软组织的阻碍而只能部分萌出或完全不能萌出，且以后也不能萌出的牙齿。常见下颌第三磨牙、上颌第三磨牙、上颌尖牙及上颌前部埋伏额外牙。

【适应证】

1. 引起冠周炎的阻生齿。

2. 阻生牙龋坏或导致邻牙龋坏。

3. 食物嵌塞的无功能阻生牙。

4. 阻生牙压迫导致邻牙牙根吸收。

5. 阻生牙压迫导致邻牙牙周组织吸收。

6. 阻生牙导致牙源性囊肿或肿瘤。

7. 因正畸需要保证正畸治疗的效果。

8. 可能为颞下颌关节紊乱病诱因的阻生牙。

9. 因完全骨阻生而被疑为原因不明的神经痛或可疑为病灶牙者。

10. 正颌手术需要。

11. 预防下颌骨骨折。

【术前准备】

1. 物品准备：检查器（口镜、镊子、探针）、无菌手套、麻药、0.2%

碘伏棉球、0.5%氯己定棉球、干棉球、纱布、护目镜、无菌敷料、冲洗器、强力吸引器、吸引器管、吸引器接头、针头、注射器、无痛局麻仪、手术器械包（刀柄、刀片、剪刀、持针器、颊拉钩、阻生牙专用车针、止血钳、缝合针线、止血材料、骨膜分离器、高速仰角手机、牙龈分离器、牙挺、刮匙）。

2. 患者准备：常规术前检查，血常规，出、凝血时间，乙肝五项，拍X线片，测血压，必要时做心电图、拍CT。

【手术流程及护理配合】

1. 核对患者病历及患者姓名，询问过敏史，准备手术知情同意书，准备手术物品。

2. 安排患者坐在治疗椅上或仰卧在手术台上，消毒手术区域，铺无菌敷料，调整治疗椅或手术台高度及光源，告知患者不可以用手接触面部，如有不适请举手示意。必要时口角处涂液状石蜡，避免术中过分牵拉造成损伤。

3. 核对牙位：准备麻醉物品，检查STA（无痛麻醉仪）运转是否正常，检查无痛麻醉针是否在有效期内，并进行安装。

4. 麻醉注射后，嘱患者休息，不可随意活动，告知患者麻药注射后的反应，如有心慌、局部瘙痒等不良反应及时告知医护人员。

5. 切开、翻瓣：嘱患者配合医生张口，头不要摇动，将颊拉钩传递给医生，暴露术区，递手术刀、骨膜分离器，安装强力吸引管，吸出术区血液，保持术野清晰。

6. 去骨：用高速手机去骨时，告知患者有响声和振动勿担心。

7. 分牙：吸出术区血液，保持术野清晰。

8. 增隙、挺松，递牙挺拔出患牙。

9. 拔牙后处理：递送刮匙、止血钳，盐水冲洗，递止血敷料压迫止血。

10. 缝合：将夹好的缝针及缝合线传递给医生进行缝合。

11. 递送干棉球或纱布压迫止血。

12. 清洁口周，整理用物，术后指导。

健康教育

1. 拔牙术后压迫止血的棉卷应咬30分钟后自行吐掉。

2. 有出血倾向的患者，拔牙后不要马上离开，待30分钟后，确认安全后再离开。

3. 拔牙后1~2天，唾液中带少许血丝属正常现象，如出血较多应及时就诊。

4. 拔牙当天不刷牙漱口，不用拔牙侧咀嚼食物，不用舌舔伤口，更不可反复吸吮、吐唾液，以免破坏凝血块。拔牙后2小时后方可进食，不宜进食辛辣刺激及过热食物。

5. 拔牙后不影响正常工作生活，避免剧烈运动。吸烟、饮酒会影响伤口愈合。

6. 阻生牙拔除后24小时内，拔牙侧可进行冷敷，减轻出血和肿胀。如拔牙创口有缝线，则根据缝合线种类，告知患者，可吸收线1个月左右脱落，普通丝线7~9天到口外门诊拆除。

7. 根据医生建议，术后服用抗生素和止痛药。如肿胀明显、张口困难或炎症较重，应及时复诊。

8. 拔牙术后1个月，请到修复科或种植科就诊，确定进一步治疗计划或开始修复治疗。

二、牙槽突修整术的护理

【概念】

矫正牙槽突各种妨碍义齿戴入和就位的畸形；去除牙槽突区突出的尖或嵴，防止引起局部疼痛；去除突出的骨结节或倒凹；矫正上前牙槽突的前突。

【适应证】

1. 上、下颌牙槽骨骨尖或骨嵴，用手指稍按压即感明显疼痛。

2. 上颌牙槽骨前突。

3. 拔牙术后的牙槽骨修整，宜在拔牙术后2～3个月进行。

4. 预成义齿修复者，应在拔牙的同时修整牙槽骨。

【术前准备】

1. 物品准备：手术器械包（刀柄、刀片、剪刀、止血钳、持针器）、缝合针线、无菌手套、0.2%碘伏棉球、0.5%氯己定棉球、纱布、骨凿、锤子、骨锉、局麻药、骨膜剥离子、咬骨钳、口镜、拉钩、冲洗器、吸引器、吸引器管、吸引器接头、针头、注射器。

2. 特殊用品准备：骨钻（根据需要选用）。

3. 患者准备：同"阻生齿拔除术的护理"。

【手术流程及护理配合】

1. 根据修复科病志记录确定手术部位，置患者于仰卧位。

2. 此手术多为老年人，术前了解好患者全身情况，如心脏、血压和血糖及局麻药过敏史等情况，做好术前检查和心理疏导。

3. 麻醉：局部浸润麻醉，嘱患者不要紧张。

4. 切口：递拉钩、手术刀。

5. 去骨：用骨凿去骨时，护士在击锤时，用力要轻，以免去骨过多，特别是上颌结节倒凹不能去骨过多，以免影响义齿的固位。递骨锉，修整不平整位置。

6. 缝合：递备好的持针器、剪刀。

7. 递送纱布压迫止血。

8. 清洁口周，整理用物，术后指导。

9. 术中要密切观察患者全身情况，若有异常及时向医生报告并做出相应的处置。

健康教育

1. 嘱患者术后不吃过硬或过热的食物，饭后漱口，保持口腔卫生。
2. 嘱患者术后7～9天拆线，术后4周可做义齿修复。

三、舌、唇系带延长术的护理

【概述】

小儿舌系带过短或其附着点前移，舌前伸或上抬时受限，舌前伸时，舌尖部呈"W"形或不能触及上前牙腭部，影响舌运动，常伴有发音功能障碍；唇系带的固连常延伸至两中切牙之间，表现为两牙间隙过大。

【适应证】

1. 舌系带过短，影响舌正常活动者。

2. 舌系带过短，舌前伸时系带与下切牙切缘摩擦，可能导致压疮性溃疡者。

3. 老年患者因牙缺失，牙槽嵴萎缩，系带附丽接近于牙槽嵴而影响义齿的固位。

4. 小儿舌系带过短，宜在2岁时修整。

【术前准备】

1. 物品准备：小切包（刀柄、刀片，剪刀，止血钳）、无菌手套、开口器、0.2%碘伏棉球、0.5%氯己定棉球、纱布、4-0可吸收线、麻药、口镜、吸引器、吸引器管、接头、针头、注射器。

2. 患者准备：常规术前检查，血常规，出、凝血时间，乙肝五项，测血压，拍胸片，必要时做心电图。

【手术流程及护理配合】

1. 术前检查合格后与患儿家属沟通，取得家长的理解和配合。

2. 保持患儿的口腔卫生。

3. 麻醉方式：局部浸润麻醉或全麻（安全起见多主张全麻）。

4. 手术体位：仰卧位。

5. 此种手术多为学龄前儿童，术中常有哭闹现象，护士应配合医生用敷布裹紧患儿，术中适当固定患儿头部、四肢，防止手术过程中划伤面部。

6. 放置开口器时，捏紧患儿的鼻孔使其张嘴，趁机将开口器放入患儿一侧的上下牙齿之间并调整好合适的开口度，注意开口器前端要有纱布保护，避免损伤患儿的牙齿及嘴唇。

7. 术中观察患儿呼吸情况。及时吸出口腔内血液，保证术野清晰。

8. 局部浸润麻醉，护士传递0.2%碘伏棉球、麻药注射器。

9. 递小止血钳夹持舌系带与舌腹相交点并上提舌尖→传递手术刀或组织剪→传递缝合针线。

10. 术毕用纱布压迫伤口数分钟，若无渗血方可离开。

11. 术后医生（护士协助）嘱患儿或家属手术后注意事项。

12. 整理用物→处理器械→洗手→将物品放原处备用。

健康教育

1. 嘱患儿术后30分钟内咬住纱布止血，之后可进食冷饮，有助于止血、消肿、止痛。

2. 1周内进食以流食为主，注意保持口腔卫生。

3. 因麻醉原因，舌的感觉、灵敏度暂时丧失，注意勿使患儿咬伤舌部。如发生咬伤，及时来院就诊。

4. 嘱家长禁止患儿用手牵拉缝合线头，以免伤口裂开。

5. 指导家长对患儿进行语音训练（术后1个月开始）。

四、颌面部小肿物切除术的护理

【概念】

口腔颌面部常见的小肿物有：痣、乳头状瘤、皮脂腺囊肿、牙龈瘤、黏液囊肿、小型脉管畸形等。

【术前准备】

1. 物品准备：无菌手套、画线笔、吸引器、吸引器管、吸引接头、局麻药、针头、注射器、0.2%碘伏棉球、0.5%氯己定棉球、纱布、手术器械包（刀柄、刀片、剪刀、止血钳）、双极电凝、病理瓶、5-0可吸收线、6-0美容线、病理检查单。

2. 患者准备：常规术前检查，血常规，出、凝血时间，乙肝五项，拍X线片，做彩超，测血压，必要时测血糖，做心电图。

【手术流程及护理配合】

1. 麻醉方式：局部浸润麻醉。

2. 切口：肿物切口设计，注意应沿着皮纹方向且尽量在隐蔽处，避开面神经或唾液腺导管等重要结构，在眉、眼、口鼻处，应防止直线切口瘢痕收缩后引起畸形，影响美观及功能。

3. 缝合：颌面部切口采取6-0美容线，皮肤创口5～7天拆线，以减少瘢痕的形成；黏膜创口可9天拆线。

4. 若肿物为脉管性疾病（血管瘤、血管畸形、淋巴管畸形等），手术过程中出血会较多，护士注意协助止血。

5. 术中切下的组织，若需做病理检查时，应在标本瓶上标明患者姓名、性别、年龄等。连同病理检查单一同交病理科。

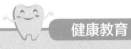
健康教育

1. 手术后护士协助医生按不同部位给予包扎，嘱患者术后第一天换药，以后间隔2～3天换药一次。

2. 要注意口腔卫生，经常漱口，不吃过热食物。

3. 若有肿胀、出血等不适，应及时就诊。

五、颌骨囊肿刮治术的护理

【概念】

颌骨囊肿根据组织来源和发病部位而分类。由成牙组织或牙的上皮或上皮剩余演变而来的，称为牙源性颌骨囊肿。由胚胎时期的残余上皮所致的囊肿和由损伤所致的血外渗液囊肿以及动脉瘤样骨囊肿等称为非牙源性颌骨囊肿。

【术前准备】

1. 物品准备：无菌手套、拉钩、手术器械包、局麻药、0.2%碘伏棉球、0.5%氯己定棉球、纱布、骨膜剥离子、口镜、吸引器、吸引器管、吸引器接头、骨锤、牙挺、高速手机、10%碘酊、咬骨钳、刮匙、生理盐水、5mL注射器冲洗器、碘仿油纱。

2. 患者准备：同"阻生齿拔除术的护理"。

【手术流程及护理配合】

1. 核对患者病历及患者姓名→安排患者仰卧于手术台上或坐在治疗椅上→消毒手术区域，铺无菌敷料、系好胸巾→调整手术台或椅位高度及光源→做好心理护理，了解患者的全身情况及麻醉过敏史。

2. 麻醉方式：局部浸润麻醉。

3. 拍X线片：以正确估计囊肿范围、囊肿与周围结构的关系，以及囊肿累及的牙齿情况。

4. 切口：一般多在唇颊侧黏膜做切口，切口根据囊肿的大小和部位不同，又分为弧形、角形、梯形切口等。

5. 翻瓣：用骨膜剥离子将囊肿表面的黏骨膜翻起，骨膜与囊壁有粘连时，可做锐剥离。

6. 去骨：去骨是为了暴露囊肿，要注意勿损伤需要保留的牙齿及邻近骨组织。护士击锤时，用力要适宜，方向不能偏离。

7. 刮除囊肿：用骨膜剥离子自囊壁与骨壁间插入，以骨壁作支点，将囊肿完整取出。

8. 清理创口：进行搔刮，对合并感染的创口，在搔刮时要有计划地分区进行，以免遗留囊壁。

9. 缝合：协助医生用生理盐水彻底冲洗后，一般都应力争严密缝合口内伤口，若有合并感染者可放置引流条1～2天。对于大颌骨囊肿，刮除后骨腔可用碘仿纱条填塞，4～5天可分次撤出。

10. 术后创区加压包扎2～3天。

健康教育

1. 术后嘱患者休息30分钟再离开。

2. 嘱患者进温凉的流食或半流食，若下颌骨较大囊肿者，不要咬硬物，以免造成继发骨折。

3. 嘱患者保持口腔清洁，指导漱口水的使用方法。

4. 术后遵医嘱应用抗生素。

六、埋伏牙牵引术的护理

【目的】

协助正畸科使完全未萌出的牙齿移动到正常位置。

【术前准备】

1. 物品准备：检查器（口镜、镊子、探针）、无菌手套、麻药、0.2%碘伏棉球、0.5%氯己定棉球、干棉球、纱布、护目镜、无菌敷料、冲洗器、吸引器、吸引器管、吸引器接头、针头、注射器、手术器械包、骨膜分离器、拉钩。

2. 患者准备：常规术前检查，血常规，出、凝血时间，乙肝五项，拍X线片，做CT，测血压，必要时做心电图。

【手术流程及护理配合】

1. 核对患者病历及患者姓名→了解患者的全身情况及麻醉过敏史→安排患者仰卧于手术台上→消毒手术区域，铺无菌敷料→调整手术台高度及光源，做好心理护理。

2. 核对牙位。

3. 麻醉方式：局部浸润麻醉。

4. 切开、翻瓣：嘱患者配合医生张口，头不要摇动；递拉钩，暴露手术区域；递手术刀、骨膜分离器，暴露患牙。

5. 协助正畸科医生固定牵引装置，若患牙处渗血，先止血。

6. 缝合时将牵引装置游离端暴露。

7. 清洁口周，整理用物，术后指导。

健康教育

1. 嘱患者术后不吃过硬或过热的食物，饭后漱口，保持口腔卫生，注意保护牵引装置游离端。

2. 嘱患者术后7～9天拆线。

第10章
口腔颌面外科病房常见疾病的护理

一、颌面部疾病外科手术的术前准备及术后护理

【术前准备】

1.心理及精神准备

（1）患者对手术一般都有恐惧和顾虑，术前做好患者的心理护理非常重要。同时，患者是家庭社会的一员，需要家属亲友的支持和理解，因此也要做好家属亲友的解释工作。

（2）口腔颌面部手术后可有不同程度的面部畸形，术前必须解释清楚，使患者能正确对待。对整形的患者特别要告知手术后效果可能不理想，以免期望值过高而失望，对术后需行鼻饲的患者应向患者耐心说明鼻饲的目的以便取得合作。

（3）术前注意倾听患者及家属对手术的想法、要求和提出的问题，做好解释工作。

2.一般准备

（1）查看患者所有检查是否完全（血常规，出、凝血时间，血小板计数，肝功能，心电图，胸片等），备好带入手术室的手术辅助用品。

（2）手术前1天应洗澡理发，做好个人卫生。

（3）手术前1天应行药物试敏并记录结果。

（4）手术前1天通知患者开始禁食、水的时间，并保证患者休息睡眠。准备流食如奶、蛋白粉等和进食用具、一次性护理垫、垃圾袋、卫生

纸等。

（5）嘱患者术前将贵重物品交家属或护理人员代为保管，卸掉身上所佩戴的金属饰物（包括手表），并于手术当日早晨进行检查。术前用药应在患者排尿后给予，给药后嘱患者在床上活动等待手术室来接，不要随意离开。

（6）术前1周应戒烟酒，大手术者术前应训练床上大小便，避免术后由于体位改变而引起的排便困难。此外，应训练患者深呼吸，学会有效咳嗽，防止术后坠积性肺炎的发生。

3. 皮肤准备

（1）理发：如涉及头皮部或额瓣转移手术须剃光头，腮腺区手术等需剃发至耳上、后三横指或遵医嘱用消毒水洗头。

（2）面部手术时要剃胡须，鼻唇部手术应剪去鼻毛，眼部手术剪去睫毛时与患者取得沟通，眉毛是否剃去应根据手术需要遵医嘱。

（3）植骨患者术前常规备皮外，取肋骨及胸大肌、背阔肌皮瓣时要剃腋毛，取髂骨及腹部皮瓣时要剃阴毛。

（4）腹部及大腿取皮均要剃阴毛（大腿外侧取皮除外）。

（5）行前臂皮瓣移植以及皮管移植至手腕等部位时应注意剪去指甲，去除甲垢。准备皮肤时应注意：①手术区皮肤准备是避免创口感染的一项重要措施，故准备皮肤范围应大于手术区。②注意保暖。③防止剃破皮肤，引起感染。

【术后护理】

1. 患者回病房时要了解手术过程中情况，与麻醉师或手术室护士交接清楚，连接好心电监护仪及固定好各种引流管。

2. 患者全麻未清醒时应有专人护理，严密观察体温、脉搏、呼吸及血压等生命体征及神志、意识的变化；血压一般每15～30分钟测试一次，待患者病情稳定后或麻醉清醒后可酌情减少测量次数至病情平稳。

3. 未清醒患者应平卧，头偏向一侧，防止口腔分泌物、渗出物、呕吐物等吸入气管并保持呼吸道通畅，及时清除口腔内及鼻腔内分泌物。

4. 全麻清醒6小时后无呕吐，可给少量温开水或流食，以后可根据手术不同情况采用鼻饲流食或进半流食。

5. 注意保持各种引流管的通畅，严密观察各种引流量、色、质的变化，如有变化及时汇报医生。

6. 正确填写各种护理记录，详细记录24小时出入水量。

7. 严密观察患者排泄物及呕吐物的颜色变化，特别是大手术患者术后尤应注意并发应激性胃溃疡。

8. 对不同部位手术患者应注意观察创口渗血情况，发现渗血较多时应及时通知医生处理。

9. 患者排尿困难常因全麻、腰麻等引起或因尿道括约肌痉挛、卧床不适而不能自行排尿，可行下腹热敷，必要时可行导尿，已行留置导尿者要注意导尿管是否通畅，记录尿量。

10. 若留有麻醉气管插管或通气导管，应待患者完全清醒后方可拔除。

11. 注意患者口腔护理，防止霉菌及口疮发生。

12. 长期卧床患者注意皮肤护理，防止压疮发生。按手术需要改变患者体位，更换体位时应嘱患者配合，以免影响皮瓣血运。

13. 长期进食流食的患者要警惕跌倒坠床的发生，指导患者及家属逐渐增加活动量，同时应监测离子情况，防止发生离子紊乱。

14. 术后3天内往往会有术后吸收热出现，做好患者的健康教育，减轻患者的担忧，若体温超过38.5℃，应遵医嘱及时应用退热药物，并做好用药记录及效果观察。

附：对行颜面部美容手术可用消毒水洗头，即分别在手术前1天下午及晚上用0.1%氯己定溶液洗头1次，用无菌治疗巾擦干后戴上无菌帽，睡前在枕头上铺2块无菌治疗巾，手术的早晨按上述方法再洗头1次，擦干后将头发理好戴上无菌帽。洗头时勿使消毒液流入眼内、耳内，以免引起不适。

二、负压引流的护理

1.使用负压引流：注意保持负压状态，观察有无漏气，若有异常及时通知医生更换，使用中心负压吸引装置应注意管道连接方法正确，保持管道通畅。

2. 保持负压引流通畅：注意患者行走、起卧时保持负压引流不打折、扭曲。确保创口处的引流通道应保持从高到低，以利于最佳引流，随时检查引流管内有无血凝块阻塞。

3. 观察记录引流液量：密切观察引流液量，并将每天24小时的引流量记录在病历上。一般术后12小时内不超过300mL。若是超过300mL或短时间内引流过快、过量、呈鲜红色应注意静脉或动脉有无出血；若无引流物流出或流出甚少而面颈部肿胀明显，甚至影响呼吸，可能为引流管阻塞或放置于创口部分的引流管位置不佳影响引流所致，应通知医生及时处理。

4. 观察引流物颜色：正常情况下引流物颜色逐渐变淡，24小时引流量逐渐变少，若引流液为乳白色，应考虑为乳糜漏（术中损伤胸导管或淋巴导管所致）应及时通知医生，拔除负压引流局部加压包扎。

5. 维持适当的负压吸引力：负压吸引力应在13.3～16kPa（100～200mmHg）。负压吸引力过大会，导致静脉回流被压迫闭锁；负压吸引过小，会使创腔内积液不能及时吸出而影响创口的愈合。

6. 拔除引流管：根据创口情况一般术后3天，24小时引流少于30mL时即可拔除负压引流管，并行创口加压包扎。拔除引流管后，护士应继续观察创口肿胀情况。

7. 行中心负压吸引装置者，引流瓶内的引流量不应超过引流瓶的2/3，注意及时倒掉，以免阻塞中心负压吸引系统。

三、颈淋巴清扫术的护理

【术前护理】

1. 同"颌面部疾病外科手术的术前准备及术后护理"。

2. 备皮范围包括面颊部、颈部、耳周及锁骨上下。

3. 行同期双侧颈淋巴清扫术时，根据病情做好预防性气管切开术的准备。并应使患者家属充分了解手术的危险性及预后。

4. 根据手术的范围做好充分的输血准备。

5. 术前须彻底控制呼吸道感染病灶。

【术后护理】

1. 密切观察血压、脉搏以及呼吸情况，保持呼吸道通畅，警惕颈部血肿的发生。

2. 术后适当补液，防止水与电解质平衡失调。同期双侧颈清扫者，需适当限制出入水量，应加强饮食护理，早日经口进食较为安全。

3. 严密观察负压引流，正常情况下色泽变淡，24小时引流量应逐渐减少，术后引流液色泽鲜红不变，发生血肿或有明显乳糜状液漏出时，应通知医生重新清创找出血点及漏出处，加以结扎或用纱条填塞。

4. 行同期双侧颈淋巴清扫术者，应早期自胃管给氢氧化铝乳剂，以减少应激性溃疡的发生率。

5. 术后应取半卧体位，有助于头部静脉回流，尤以双侧颈淋巴清扫术者更应注意。创口愈合后，尤其在副神经未保留者，应嘱患者及早进行上臂及肩部的功能锻炼，以减少肩部肌萎缩和减轻不适症状。

四、口腔颌面部间隙感染的护理

【概述】

口腔、颜面、颈部深面的解剖结构均有致密的筋膜包绕。在这些解剖结构的筋膜之间有数量不等而又彼此连接的疏松结缔组织或脂肪组织填充。由于感染常沿这些阻力薄弱的间隙结构扩散，故称口腔颌面部间隙感染。口腔颌面部间隙感染均为继发性，常见为牙源性或腺源性感染扩散所致。

【治疗原则】

颌面部间隙感染应进行综合治疗，包括全身支持疗法、对症治疗、脓肿形成后即应切开引流。

【术前准备】

物品准备：5号刀（11号刀）、3%过氧化氢或1∶5000高锰酸钾溶液、1%醋酸或0.1%～0.5%多黏菌素、0.2%～0.5%庆大霉素溶液、橡胶管或引流条、细菌培养试管。

【护理措施】

1. 感染较轻者应适当休息。严重感染的急性期应卧床休息，注意静养，尽量少说话，减少局部活动，避免不良刺激。一般应置于单间病房，限制患者病区活动，减少疾病传播。

2. 注意观察患者全身情况及情绪变化，做好患者心理护理。

3. 口腔护理：患者因高热、脱水、进食困难及唾液分泌减少均可引起口腔炎或腮腺炎，故应保持口腔清洁，按病情需要每日进行口腔护理2～3次。

4. 饮食护理：给予高热量易消化的半流食或全流食，补充必要的营养——水分、电解质和各种维生素，保证电解质的平衡。张口受限者，采取吸管进食。

5. 患者入院后应视具体情况，遵医嘱给予心电监护，并备好急救设施，如氧气、气管插管用物等，及时建立静脉通道，遵医嘱用药。

6. 观察病情：密切观察患者的面部肿胀程度和呼吸情况，有无端坐呼吸及睡眠情况等，观察用药反应，严密观察患者生命体征，尤其是血氧饱和度，对患者的面部表情及有无脑膜刺激症状做准确记录，发现异常及时通知医生对症处理。

7. 对症护理：高热者按高热护理，休克者按休克常规护理，如出现呼吸困难或有窒息症状时，应及早行气管切开，保证呼吸道通畅，再行局部切开引流。

8. 严格遵守无菌操作原则，认真执行各项消毒隔离制度，以预防继发感染和交叉感染的发生。

9. 对重度感染患者准备急救药品及器材，如：升压药、呼吸兴奋剂、氧气、气管切开包等，以备急救。

10. 遵医嘱进行血培养和脓培养，如为多重耐药菌感染，则应做好隔离防护和卫生安全。患者出院后要做好终末消毒和病室细菌监测，监测合格者方可收治下一位患者。

 健康教育

1. 向患者介绍口腔颌面部间隙感染的原因，感染控制后应及时处理病灶牙，对不能保留的患牙及早拔除。

2. 注意预防和治疗小儿上呼吸道感染。对小儿患者，注意保暖，及时更换衣服，预防和治疗上呼吸道感染。

3. 加强口腔保健及卫生宣教，增强体质，积极做好龋病和牙周病的防治工作，做到早期发现、早期治疗，以保护牙颌系统的健康，防止或减少牙源性感染。

4. 加强劳动保护，避免发生损伤，对面部的急性感染，特别是疖痈应严禁搔抓、挤压等刺激，以免感染扩散，若发生感染及时到医院就诊。

五、颌骨骨髓炎的护理

【概念】

颌骨骨髓炎是由细菌感染以及物理或化学因素使颌骨产生的炎性病变。临床上以牙源性感染引起的化脓性颌骨骨髓炎多见，特异性骨髓炎较少。

【治疗原则】

在炎症初期采取积极有效的治疗，如药物治疗、物理疗法和外科治疗，以控制感染的发展。如延误治疗，则形成广泛的死骨，造成颌骨骨质缺损。

【术前准备】

1. 术前遵医嘱进行抗生素治疗。

2. 行牙弓夹板颌间结扎固定者，按其术前准备。

3. 行下颌骨摘除术者，为防止舌后坠而发生窒息可能，术前或术毕行气管切开，按气管切开护理准备。

4. 对死骨摘除术造成骨质缺损者，需行血管化骨瓣修复缺损，按骨移植修复术术前准备。

5. 根据手术需要遵医嘱备血待用。

【护理措施】

1. 严格执行治疗方案：合理按时应用抗生素，及时观察引流液的色、质、量的变化，及时记录。

2. 保证患者足够的休息与睡眠，为患者提供舒适安静的环境。

3. 口腔护理：因病理性骨折手术或摘除死骨术后用钢丝夹板固定颌骨的患者，要注意口腔清洁，可采用加压冲洗法，用20mL注射器抽取温生理盐水或1.5%～2%过氧化氢溶液，将冲洗头放入磨牙后区，进行反复冲洗，边冲洗边用吸引器将口腔内冲洗液吸出，并指导患者用幼儿牙刷将牙齿的外侧面进行刷洗。

4. 饮食护理：进营养丰富的流食或软食；颌间结扎者，可将吸管放入磨牙后区吸吮进食，或用20mL注射器将流食从胃管缓缓注入，每次注入量250~300mL为宜。高热及失水者，给予静脉输入生理盐水、葡萄糖溶液等，以维持体液和电解质平衡。

5. 物理治疗：为促进伤口愈合，改善局部血运及张口度，术后遵医嘱给予理疗和高压氧治疗。

健康教育

1. 结扎丝及牙弓夹板除去后，告知患者可逐渐练习张闭口动作，直至功能恢复正常为止。

2. 告知患者练习时要有耐心和毅力，勿吃坚硬食物，但要保证营养摄入以利康复。

3. 急性骨髓炎的恢复期及慢性骨髓炎久病虚弱，应适当补充高热量、高蛋白、高维生素饮食增加机体抗病能力。

六、下颌骨植骨术的护理

【术前准备】

1. 术区皮肤准备：术前1天常规备皮，自体供骨区必须用肥皂水彻底清洗干净；检查头面颈部皮肤有无慢性化脓性炎症，如毛囊炎等。

2. 患者准备

（1）术前1周应做牙周洁治，每日漱口，保持口腔卫生。

（2）术前3天即开始应用抗生素，按医嘱做好输血准备。

（3）术前1天给予牙弓夹板颌间结扎或制备好斜面导板。

（4）按"颌面部疾病外科手术的术前准备"做术前护理。

【护理措施】

1. 心理护理：应耐心做好解释工作，鼓励患者增强战胜疾病的信心。

2. 做好全麻清醒前后的护理，严密观察患者呼吸情况，如气管切开者，应按气管切开护理进行。

3. 与口内相通者，术后7~10天内鼻饲流质，以后改经口进流食。

4. 术后第1天行颌间结扎固定术。

5. 口腔护理：给予口腔冲洗1~2次/日。

6. 饮食护理：给予鼻饲流食，给予高蛋白、高热量、高维生素饮食，保证营养摄入，增加机体抵抗力。

7. 取骨术护理：取髂骨者给予腹带包扎伤口，沙袋（1kg）加压包扎24小时，腹带包扎48~72小时。取腓骨处保持患肢抬高15°，同时观察供骨创口处敷料包扎有无渗出、松脱或引流量的变化，并记录量、色、质。

8. 保证患者平卧，适度半卧位及离床活动，以减少供骨区负担过重引起出血、血肿。

9. 同前文介绍的"负压引流的护理"讲述的护理措施。

健康教育

　　1. 保持口腔清洁，指导患者正确地使用漱口水。

　　2. 指导患者术后随诊时间，出现问题及时就诊。

　　3. 指导患者进行开口度训练，义齿修复时间。

　　4. 供骨处适度活动，活动要循序渐进，遵医嘱观察足背动脉搏动情况。

七、上、下颌骨切除术的护理

【术前准备】

1. 心理准备：颌骨切除将破坏患者正常的颌面外形和生理功能，会给患者心理上带来很大的痛苦，故术前应耐心做好解释工作，鼓励患者增强战胜疾病的信心。

2. 术区皮肤准备：准备好面颊部皮肤，上颌骨切除需要口内植皮者应准备供皮区皮肤。如同期行眶内容物摘除术，术前1天开始用0.9%生理盐水洗眼、抗生素眼药水滴眼。上颌骨切除患者需用复合组织瓣修复缺损者按复合组织瓣修复缺损的皮肤准备。如胸大肌皮瓣修复、背阔肌游离皮瓣修复。下颌骨切除需用骨移植者按下颌骨缺损植骨术的皮肤准备。如髂骨移植、腓骨肌皮瓣修复等。

3. 患者准备

（1）术前2天给予含漱剂漱口，抗生素眼药水滴鼻，保持口腔、鼻腔清洁。原则上应术前1周常规行牙周洁治。

（2）上颌窦或波及上颌骨的恶性肿瘤，一般多有继发感染，宜在术前开始即应用抗生素。

4. 物品准备

（1）上颌骨切除者需有充分的输血准备。

（2）一侧下颌骨切除者，术前需制备好健侧的斜面导板，并应试戴合适。

（3）如做上颌骨切除术，根据手术方案中切除范围，准备好腭护板或预成赝复体。

【护理措施】

1. 心理护理：应耐心做好解释工作，鼓励患者增强战胜疾病的信心。

2. 保持呼吸道通畅，特别是全麻未醒时，应随时吸出分泌物。如有舌后坠情况，应将舌牵引线拉紧，使舌前伸，并行固定。如下颌骨切除超过中线行气管切开者，按气管切开护理。

3. 给予高热量、高蛋白、高维生素的流质饮食或鼻饲流食，并逐步根据创口愈合情况改用半流食。

4. 每天清洁口腔，饭后用漱口剂漱口或遵医嘱口腔冲洗2次/日。

5. 手术次日改用半卧位，鼓励患者咳嗽排痰，如痰液黏稠可行超声雾化吸入2～3次/日，防止呼吸道感染。

6. 上颌骨切除口内植皮者，应注意包扎的敷料或填塞的碘仿纱条，以防松动脱落，一般在术后1周拆线，除去口内固定的敷料。

7. 术后应用抗生素预防感染，对立即植骨者在拆线创口愈合后还应继续应用1周。

8. 下颌骨切除术后使用斜面导板应维持6个月以上，颌间结扎一般维持4～6周，以后可换用斜面导板。

9. 上颌骨切除创口初步愈合后，应早期锻炼张口，早期进行赝复体修复以防止瘢痕挛缩和尽早恢复语言与进食功能。

10. 如同时做颈外淋巴清扫术者，同"颈淋巴清扫术的护理"的方法护理。

11. 上颌骨切除需用复合组织瓣修复缺损者，按"游离皮瓣及复合组织瓣移植术的护理"的方法护理。

12. 下颌骨切除需用骨移植修复缺损者，同"下颌骨植骨术的护理"的方法护理。

八、牙弓夹板颌间结扎固定术的护理

【目的】

牙弓夹板颌间结扎固定术一般为上、下颌骨骨折，下颌骨植骨及颌骨畸形手术后的患者，用夹板控制下颌骨的活动，保持骨折片或植骨片与骨端的制动状态，达到恢复良好的咀嚼功能和颜面外形。

【术前准备】

1. 物品准备：牙弓夹板1～2个（直径1.0～1.5mm）、不锈钢丝（直径0.25～0.5mm）、弯丝钳、持针器、钢丝剪刀、橡皮圈、黏合胶等结扎固定器材。

2. 患者准备：进行洁治治疗，清除牙石，保持口腔卫生。

【护理措施】

1. 向患者讲解治疗中的注意事项及如何配合医生工作。

2. 调整椅位便于医生操作。

3. 加强口腔护理，一般采用擦拭法、加压冲洗法和含漱法。目前对清醒患者常用加压冲洗法，可用1%～3%过氧化氢或0.9%生理盐水冲洗，其冲洗顺序为颊部、龈沟、牙间隙及结扎物，用同法冲洗对侧，边冲洗，边吸引。冲洗完毕，用棉球擦净患者口周，再检查口腔黏膜是否有炎症或溃疡，根据情况涂敷红霉素软膏，如口唇干燥可涂以润滑剂或红霉素软膏。如流涎多者，颏颈部应涂以氧化锌油膏。昏迷患者可采用擦拭法进行口腔护理。

4. 注意观察牙齿咬合关系恢复情况，如牙齿错位、结扎的不锈钢丝和牵引的橡皮条是否松脱与断裂等，发现异常及时通知医生，给予处理。

5. 注意口腔颌面部及口内固定装置是否有压痛、移位，进行调整加固，结扎钢丝断端弯入牙间隙中，涂抹碘甘油。

6. 重症患者要注意体位变化，鼓励患者咳嗽排痰，防止坠积性肺炎的发生。

7. 加强心理护理，充分调动患者自身的积极性，坚定战胜病痛的信心。解除固定装置后，指导患者练习张口和饮食方法，以逐渐恢复咀嚼功能。

8. 饮食护理：给予高蛋白、高热量、高维生素的流食。给予鼻饲或者灌注袋进食。

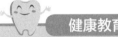
健康教育

1. 颌间结扎固定会给患者带来语言、饮食等许多不便，因此必须向患者说明此项处置在治疗中的重要性，让患者积极配合治疗。

2. 院外患者教会患者的进食方法、进食种类，以及如何保持口腔卫生、教会患者用儿童牙刷刷洗牙齿外侧面的污垢等，以保证口腔清洁。定期复查，固定装置如有松脱和断裂等随时复诊。

3. 牙弓夹板颌间结扎拆除后教会患者进行开口度训练，以保证功能的恢复。

4. 颌间结扎固定时间应视病情而定，如单纯行颌间结扎固定治疗颌骨骨折应在固定4~6周（上颌骨为3~4周）后拆除，颌间结扎固定用于坚固内固定术的辅助治疗时应术后1~2周拆除。

九、颌骨骨折坚固内固定术的护理

【概述】

坚固内固定术是使用钛生物材料将骨折固定在解剖位置直至愈合。没有颌间牵引固定带来的诸多弊病，如口腔卫生不良、继发龋齿、进食及语言障碍等。坚固内固定术效果好，术后大大减少了颌间固定的时间，甚至可不用颌间固定。

【术前准备】

1. 术区皮肤准备：术前1天应根据颌骨骨折的部位及手术进路，按医嘱做好皮肤准备。

2. 患者准备：术前1天患者行上下颌牙弓夹板结扎。目的是使术中、术后咬合关系在正常的位置上，从而达到理想的手术效果。

3. 心理护理：详细介绍手术过程，通过与患者沟通，判断患者是否有焦虑、恐惧，针对不同的心理问题加以疏导，鼓励其表达感受，使患者学会放松。

4. 口腔护理：术前应刷牙并用口腔含漱液漱口，保持口腔卫生。

【护理措施】

1. 同"颌面部疾病外科手术的术后护理"。

2. 观察局部创口情况：观察创口敷料渗血情况及口内渗血情况，如有渗出或呕吐物污染，应及时更换敷料以防创口感染。

3. 局部冷敷护理：根据冷疗生理效应，术后24小时内创口周围给予冷敷，有助于控制出血，减轻水肿与疼痛；冷敷时注意冰囊清洁干燥无渗漏，以免污染创口，对于骨折处同时置入人工材料的患者注意冰囊的压力不易过大，应悬挂于患处上方，及时更换冰囊，避免冰囊使用时间过长，冰融化达不到制冷的效果。同时按照冷的继发效应原理，使用冰袋时应注意冷敷30～60分钟后停止使用，间歇1小时后再按规定反复使用。

4. 口腔冲洗：由于颌骨骨折术后，口腔的自身防卫能力及自洁作用降低，加之食物残渣的堆积，使口腔内微生物得以迅速繁殖，导致口腔异味并可能引起创口感染而直接影响创口愈合，因此口腔冲洗至关重要，术后给予口腔冲洗2～3次/日。口腔冲洗具体方法：用20mL注射器接10cm长的乳胶管，1%～3%过氧化氢及0.9%生理盐水溶液交替冲洗（或者用20mL注射器连接高温高压灭菌的冲洗针头进行冲洗），顺序为颊部、龈沟、牙间隙及结扎物，冲洗时勿触碰或直接对着创口冲，以免引起伤口出血，同时避免引起呛咳及误吸。术后辅助颌间牵引的患者口腔护理时，注意观察这些矫正物是否脱落和松动，做到及时发现以保证咬合关系恢复良好。

5. 饮食护理：术后应根据手术进路选择进食方式，术后给予流食，口内进路患者遵医嘱给予鼻饲，给予高热量、高蛋白、高维生素的流质饮食，保证患者充足的营养，增加机体抵抗力，保证创口愈合。

6. 颌骨骨折术后行牙弓夹板颌间结扎固定者，按照"牙弓夹板颌间结扎固定术后的护理"的方法护理。

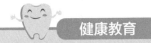

健康教育

1. 保持口腔卫生，进食后用漱口水含漱，用软毛刷刷掉结扎丝上的软垢。

2. 术后1周给予高热量、高蛋白、高维生素流食，2周后可进软食。以保证充足的营养，增加机体抵抗力，保证创口愈合。

3. 注意咬合关系恢复情况，如发现牙齿错位，钢丝或橡皮圈脱落断裂，要及时复诊处理。

4. 患者出院后应每周复诊，由医生进行调𬌗，一般术后2周左右就可以恢复正常咬合关系。

5. 张口受限的患者术后1~2周开始张口训练，术后2周内不宜张大口，使其逐渐恢复开口度，术后1~2个月内可使用开口器，以后改为日间练习时，开口器放于两侧磨牙区，逐渐加大开口度，左右交替练习，以防𬌗关系紊乱，一般练习时间应持续1年左右。

6. 术后根据𬌗关系恢复情况，1~2周拆除牙弓夹板（颌间夹杂固定装置）。

十、舌癌切除术的护理

【概述】

舌癌是最常见的口腔癌，多数为鳞癌。常早期发生颈淋巴结转移，故采用手术治疗为主的综合治疗。

【术前护理】

1. 心理护理：特别是因恶性肿瘤，术前术后都能影响张口、语言和进食，患者对预后十分担忧，因而产生恐惧、不安和悲观心理，护士应进行有针对性的心理护理，消除患者恐惧心理，使患者处于接受治疗的最佳心理状态。

2. 口腔护理：术前应根据具体情况做牙周洁治及时治疗口腔及鼻腔的炎症，给予适当的消毒含漱剂，如1%～3%过氧化氢液及0.5%氯己定含漱剂，防止术后创口感染。

3. 按"口腔颌面外科术前护理"，做好术前的各种准备工作，如备血、皮肤准备。

4. 术中一侧下颌骨切除需同期行骨移植修复术者，按"下颌骨植骨术的护理"，做好术前准备。

5. 手术需舌再造术者，按医嘱做好邻近组织瓣或游离组织瓣整复术的术前准备。

6. 术前准备纸和笔，在术后说话不便时可以利用纸和笔进行沟通。

【术后护理】

1. 同"颌面部疾病外科手术的术后护理"。

2. 保持呼吸道通畅：舌癌患者因切除一侧舌体或连同下颌骨，术后易引起舌后坠而发生呼吸道阻塞，故应严密观察呼吸、血压、脉搏的变化，同时吸净口咽腔内的分泌物，防止呕吐物或血液吸入气管内而引起呼吸障碍或窒息。

3. 注意伤口渗血情况：保持负压引流管通畅，因头面部具有丰富的血管，故术后应严密观察颈部敷料及口内创口有无渗血或出血，注意观察负压引流管的通畅，对引流量做详细的记录，并按负压引流常规护理。

4. 营养和饮食护理：给予高营养、高热量的饮食，如奶制品、要素饮食等，自胃管滴入要素饮食时，其滴速不宜过快，以免引起患者的胃肠不适而腹泻。

5. 做好口腔护理，保持清洁，患者术后因张口受限、咀嚼困难，有时还伴有口内创口渗血，又不便漱口故需定时做口腔冲洗，用1%～1.5%过氧化氢冲洗口腔，可使局部创面的血性分泌物及形成的血痂产生泡沫而脱落，然后用生理盐水冲洗净。根据病情许可改用氯己定含漱剂漱口，3～4次/日，通过口腔冲洗，对减少口内臭味、防止创口感染、减少创口渗出、促进创口愈合，将起到重要的保证作用。

6. 对复合组织瓣或游离皮瓣修复舌缺损或舌再造者按其常规护理。

7. 按医嘱应用抗生素，防止感染及并发症，保证创口Ⅰ期愈合。

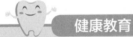

1. 饮食指导：舌再造者遵医嘱鼻饲时间13个月，鼻饲去除后，教会患者屏气或用 Valsalva手法关闭声带，嘱患者吞咽后，吸气前以咳嗽去除积聚在声带上的食物，这样可以防止误吸。

2. 定期随诊，出现异常及时就诊。

十一、腮腺部肿瘤切除术的护理

【术前护理】

1. 同 "颌面部疾病外科手术的术前准备"。

2. 术前1天皮肤准备同 "腮腺手术常规皮肤准备"。

3. 腮腺区肿瘤患者对手术有可能损伤面神经问题，往往有很大思想负担，术前应耐心做好解释工作。

【术后护理】

1. 同 "颌面部疾病外科手术的术后护理"。

2. 如局麻，手术结束返回病房，即可进流食或半流质饮食。2 ~ 3天后改为软食，应禁吃刺激性特别是酸性食物，以防涎液潴留，影响创口愈合。

3. 腮腺肿瘤切除术后，局部敷料加压包扎是很重要的环节，有时由于加压不当，敷料松动脱落，手术区可出现积液，发生涎瘘或感染。

4. 注意观察创口渗血及呼吸情况，如渗血较多或出现呼吸困难（包扎过紧引起）应协助医生及时剪开绷带，给予妥善处理。

5. 术后48小时撤去引流条或负压引流。手术部位加压包扎5 ~ 7天，以后如仍发现积液者，可在穿刺吸出后继续加压包扎直至愈合。弹力套加压包扎者需佩戴弹力套至少2周或遵医嘱。

6. 手术时面神经虽未损伤，但由于机械性的刺激，术后也可能出现暂时性面瘫，应安慰患者不必忧虑，经服用维生素B_1、维生素B_{12}或新维生素B_1（呋喃硫胺）等药物以及物理疗法后均可逐渐恢复。如因恶性肿瘤面神经确实不能保存而引起睑裂闭合不全，应注意眼的保护，给戴眼罩，涂敷金霉素眼膏，以防暴露性角膜炎和结膜炎。已行整复手术者，宜早期加强功能锻炼。

7. 腮腺恶性肿瘤行联合根治术者，可按 "颈淋巴清扫术常规的护理" 的方法护理，术后应定期随访。

健康教育

1. 禁烟酒及刺激性食物。

2. 术后定期复诊，有变化及时就诊。

3. 恶性肿瘤患者，病情允许，出院后即行放射治疗或化学治疗。

4. 暂时性面瘫患者应积极配合用维生素B_1、维生素B_{12}药物治疗和理疗。

十二、唇裂修复术的护理

【术前护理】

1. 按"颌面部疾病外科手术的术前准备"做术前护理。

2. 婴幼儿应于术前数日停止吸吮母乳或奶瓶，改用汤匙喂养，以便术后习惯于匙饲流食，应向家长说明手术后若继续吃奶将影响创口愈合及引起创口感染、重新裂开等。另外，术前如果不训练用喂饲的方法，术后患儿对突然改变的喂饲方法不适应，引起哭闹也会影响伤口的愈合。

3. 术前1天用清水洗净面部及唇部，鼻孔用盐水棉球擦拭，成人应剪去鼻毛，注意口腔清洁，并含漱消毒液，做好个人卫生、剃胡须等。

4. 成人单侧唇裂以局麻为主，婴幼儿全麻术前4小时禁食、水，成人全麻术前12小时禁食、水。根据年龄决定禁食、水时间（表1）。

5. 注意保暖，防止感冒，避免因上呼吸道感染的发生而延误手术。

表1　婴幼儿麻醉前禁食、水时间

年龄	牛奶及食物	糖水或清液
新生儿	4小时	2小时
1～6个月	4小时	2小时
6个月至3岁	6小时	3小时
3岁以上	8小时	3小时

【术后护理】

1. 同"颌面部疾病外科手术的术后护理"。

2. 全麻清醒4～6小时，可用滴管或匙喂流食，喂流质时尽量不接触伤口，以免引起伤口感染，术后10天方可吸吮母乳或奶瓶。

3. 应注意保暖，防止感冒、咳嗽、肺炎等并发症的发生。

4. 术区在术后第1天可加压包扎防止渗血，第2天应予暴露，除去压迫敷料，安放唇弓，保护唇部创口减少唇部的张力，并以4%硼酸酒精清洁创口，避免血液、鼻涕、泪水感染，唇弓松紧要适度。

5. 婴幼儿应避免啼哭吵闹，保持局部清洁干燥，防止感染。注意勿使患儿搔抓及碰撞上唇，以免裂开，尤其夜间更应注意，可将双肘松捆制动或戴手套。

6. 术后应用抗生素，防止感染。视张力程度，术后5～7天拆线，如有感染的缝线应提前拆除，婴幼儿的口内缝线可晚拆或不拆。拆线后，尚需提醒家长防止患儿碰伤唇部，否则，虽创口已愈合，但也有裂开的危险，2周后撤掉唇弓。

健康教育

1. 防止患儿碰伤唇部，否则创口虽已愈合但也有裂开的危险。
2. 保持局部清洁干燥，防止感染，出院2周后撤去唇弓。
3. 坚持匙喂流食1周，10天后可吸吮母乳或奶瓶。
4. 术后1个月后开始局部按摩，以软化瘢痕。
5. 鼻畸形整复术后需放置鼻管（保持器）3~6个月。
6. 术后3～6个月复诊。

十三、腭裂修复术的护理

【术前护理】

1. 按"颌面部疾病外科手术的术前准备"做术前护理。

2. 术前应注意口鼻和咽部的感染灶,特别是有舌扁桃体炎和增殖腺肥大。要注意保暖,预防感冒,如有上呼吸道感染,需在术前进行治疗,待炎症消退后,再考虑手术。

3. 向患者及家属耐心讲解:术后需保持安静,不能大声哭闹喊叫,不吃硬或过烫的食物,以免影响伤口愈合。

4. 术前3天用呋喃西林麻黄素或其他抗生素液滴鼻,用含漱液反复漱口;保持口鼻清洁。

5. 裂隙较大者,术前可考虑制备腭护板备用。

6. 成人和儿童均选择全麻,并应通知术前禁食、水时间。

【术后护理】

1. 同"颌面部疾病外科手术的术后护理"。

2. 全麻尚未清醒前取平卧位,头偏向一侧,保持呼吸道通畅,便于分泌物流出,并经常吸净口腔内分泌物。吸痰时要注意吸管,避免接触创口,以免引起创口出血;对采用咽后壁组织瓣移植的患者,由于咽腔缩小,咽后壁创口可能渗血,易发生呼吸道阻塞,故应严密观察创口渗血,防止呕吐,保持呼吸道通畅。

3. 全麻清醒后,患儿多因疼痛而不敢下咽,常在口腔内聚集有多量的分泌物,应用吸引器吸出,吸引时应将吸管放在下颌龈颊沟间吸引,切勿将填塞的碘仿纱条吸出。

4. 术后加强饮食护理和注意保持口腔清洁是促进伤口愈合的关键,术后2周内给予流食,第3~4周给予半流质饮食,第5周改为软食或普食。不能进食的患儿,可适当补充液体,每次进食后应用漱口剂漱口,保持口腔清洁,防止食物黏附于创口,引起创口感染。

5. 注意患儿术后不要大声哭闹及吃硬食物,以免创口裂开,并注意保暖，预防感冒，防止因咳嗽而影响创口愈合。

6. 松弛切口放油纱条的患者，一般于术后4～6天取出，取出后应2小时内禁食，并注意创口有无渗血，渗血多时应通知医生及时处理。腭部缝线可在术后7～10天拆除（可吸收线不拆除），患儿如不合作可不必勉强拆除，任其自行脱落。

健康教育

1. 鼓励患儿多饮水，保持口腔卫生。

2. 严禁大声哭闹和将手指、玩具等物纳入口中，以防创口裂开。

3. 腭裂手术患者出院后继续用软食，术后1个月可给予普通饮食。

4. 腭裂修复后还要为恢复功能创造条件，因此，需向患儿及家属说明尚需进行语音训练，以便患者的发音得到逐步改善。术后3个月，可建议患者用拇指按摩腭部，并做后推的动作及开始语音矫治，建议患者吹口琴、吹气球等加强腭咽闭合功能，并从头学习汉语拼音。

5. 定期随访语音改善情况，确定是否需要再行手术或语音训练。

6. 术后3～6个月复诊。

十四、牙槽突裂修复术的护理

【术前护理】

1. 按"颌面部疾病外科手术的术前准备"做术前护理。取髂骨者需准备腹带、盐袋。

2. 摄片准备：术前拍上下颌全景片、上颌体腔片、上颌前部咬合片，X线拍照距手术时间不宜超过2个月。术前拍照，以备术后对比，评价手术效果。

3. 术前模型的建立：术前配合医生取全口石膏记存模型，以观察术前的效果，预计手术中需骨量及恢复的程度。

4. 手术前2周对手术区滞留的乳牙、多生牙进行处理，牙齿拔除至少在术前2周进行，当距离手术时间不超过2周时，拔牙术需同植骨术同时进行。

5. 术前要有良好的口腔卫生，可用氯己定含漱液含漱，牙周洁治。术前3天开始避免戴用义齿、义托或活动矫治器，为手术提出最好的黏膜组织床。

6. 术前心理护理：此年龄段患者对容貌已经有了认识，患者自卑心理较重，希望手术能够改变容貌；做好患者家长工作也不容忽视，因为，患者家长同样对于手术寄予希望。所以，护士应用通俗的语言，耐心详细讲解手术方法及过程，介绍此类手术的经验及手术医生工作能力，使患者及家属感到安全、可靠，以最佳的状态迎接手术。

【术后护理】

1. 创口护理

术后唇部冷敷6小时，冷敷有助于控制出血，减轻水肿与疼痛，用冷敷过程中，应观察全身与局部情况及反应。双侧鼻腔内支撑胶管应固定好，通畅，勿脱落。唇部暴露后，应保持干燥，防止鼻腔内分泌物污染创口。

2. 髂骨区护理

供骨区采取髂骨内侧梯形皮质骨翻瓣，取松质骨后再复位，这种新方法与以往髂骨全层切取不同，前者保持髂嵴的完整性，不影响行走功能，可早期离床活动，平均离床活动时间为术后6小时。髂骨区术后用沙袋（1kg）加压24～48小时，腹带包扎48～72小时，防止出血。

3. 饮食护理

术后给予高热量、高蛋白、高维生素流质饮食，1周后进半流质，1个月后恢复正常饮食。

4. 口腔护理

保持口腔卫生，是口腔内受骨区松质骨移植成功的关键，由于口腔内的创口存在，故不宜用力漱口，但口腔内黏稠的分泌物又不易清理彻底可采用棉签擦拭，注射器胶管加压冲洗，这种口腔冲洗，可以避免因口腔肌肉的运动而造成创口的裂开。同时起到彻底清洗口腔的效果。

 健康教育

1. 唇部暴露后应保持干燥，防止鼻腔内分泌物污染创口。

2. 术后给予高蛋白、高热量、高维生素的流食，1周后进半流食；2周后恢复正常饮食，不要让患侧咀嚼黄瓜、排骨等硬食物。

3. 术后3～6个月复诊，拍X线片观察植骨成活情况及尖牙萌出状况。

4. 尖牙萌出后配合正畸治疗。

十五、颞下颌关节成形术的护理

【术前护理】

1. 按"颌面部疾病外科手术的术前准备"做术前护理。

2. 了解关节强直的性质，估计病变的范围，若为双侧同时手术，应做好双侧皮肤准备。一侧手术备皮时，必须核对医嘱，以免发生错误，做耳屏前切口者，应剃去耳廓后上方5cm以上范围毛发。

3. 口腔内瘢痕切除或植皮，术前1周应做口腔牙周洁治及用含漱液保持口腔清洁，以防创口感染。

【术后护理】

1. 同"颌面部疾病外科手术的术后护理"。

2. 全麻患者在清醒前，应严密观察注意保持呼吸道通畅，随时吸净呼吸道分泌物，防止发生窒息。待患者完全清醒后，方可拔除气管内插管，同时应做好紧急气管切开的准备。

3. 关节内无组织填入者，术后第2天即可进软食，以早期锻炼张口；有组织填入者，应进流食，以免填入物移位。限制张口和咀嚼运动5～7天，以免填入物移位，同时给予流质饮食，注意加强口腔护理，防止感染发生。

4. 术后1周内，用吊颌绷带加磨牙橡皮垫或颌间牵引，以限制下颌运动。7天后拆线，并开始做张口训练，可用各种张口器械练习张口，鼓励患者练习自动开口运动及咀嚼运动，并嘱患者坚持锻炼0.5~1年，巩固效果，以防复发，还可行理疗促进功能恢复。

5. 急性关节脱位，复位后应限制下颌活动，防止再脱位。

6. 疼痛明显者，遵医嘱给予止痛药，并观察用药效果及不良反应，及时记录。

7. 同前文介绍的"负压引流的护理"。

8. 术后密切观察患者有无面神经损伤症状，遵医嘱应用营养神经药物，并做好病情记录。

健康教育

1. 禁烟、酒及刺激性食物。
2. 术后1个月复诊，有变化随诊。
3. 张口训练时间6个月以上，以巩固疗效。
4. 纠正不良生活习惯。

十六、正颌外科手术的护理

【术前护理】

1. 按"颌面部疾病外科手术的术前准备"做术前护理。需准备冰敷套便于术后敷冰，儿童牙刷用于术后清洁托槽。

2. 心理护理：由于每个患者对颜面部畸形的整复和改善以及恢复咀嚼功能的要求不同，而产生各种心理状态，护理人员应针对其不同的心理状态，采取不同的护理措施。术前应将治疗计划、手术方案、需要时间、饮食要求以及预期效果等，向患者及家属做详细耐心的解释，使患者了解手术的性质及注意事项，解除思想顾虑，取得患者的合作与理解。

3. 术前应检查手术区的皮肤有无破损及感染，并在术前1天做好皮肤准备，如口外切口者须理发、剃须，并用肥皂水清洁手术区皮肤；口内切口者，特别要注意治疗口腔疾病，如牙周洁治、充填龋洞及拔除病牙，并在术前3天给予含漱液漱口清洁口腔，对防止术后创口感染起重要作用。

【术后护理】

1. 保持呼吸道通畅，及时清除鼻腔分泌物、呕吐物。

2. 密切观察创口肿胀情况，注意升支内侧、口内咽侧肿胀情况，预防因肿胀而引起上呼吸道阻塞，必要时做好气管切开准备。

3. 术后患者上、下颌颌间结扎，应给流食2周，应用灌注袋由磨牙后区间隙进入口腔，以防止伤口感染。给予高热量、高蛋白流质饮食，以增加机体的抵抗力，促进创口愈合。

4. 术后常规给予抗生素，注意口腔清洁，术后24小时后可以进行口腔冲洗，经常漱口，预防继发感染，术后48小时后去除引流，10天左右拆线。

5. 由于手术暂时损伤下齿槽神经引起的下唇麻木，应嘱患者不可食过烫食物，以免造成烫伤，并可用恢复神经的药物，以帮助恢复神经功能。

6. 颌间固定宜在患者清醒后进行，以防呼吸道梗阻，定时检查咬合关系，如颌间固定有松动应及时给予加固、调整，一般于术后1～2天拍摄曲面平展片，以明确咬合关系。

7. 术后24小时开始遵医嘱进行口腔冲洗，漱口水漱口；术后3天开始用小头软毛牙刷清洁托槽，保持口腔卫生。

8. 同前文介绍的"负压引流的护理"。

健康教育

1. 出院后根据病情遵医嘱是否继续应用抗生素。

2. 注意咬合关系，如发现牙齿错位，钢丝、橡皮圈脱落断裂要及时复诊处理。

3. 保持口腔卫生，进食后用含漱液含漱，用软毛刷刷掉托槽上的软垢，避免触及手术创口。

4. 一般术后1个月进行适应性开口训练。

5. 在出院后1周必须复诊，待颌板去除后到正畸科进行术后正畸，并在正畸结束后到整形外科复诊。

6. 术后面部肿胀大约1周后逐渐消退，面部表情则需1~3个月后恢复得较为自然。

7. 经常与您的主治医生电话联系咨询，将对您术后恢复很有益处。

十七、游离皮瓣及复合组织瓣移植术的护理

【术前护理】

1. 按"颌面部疾病外科手术的术前准备"做术前护理。行气管切开术者需准备纸和笔，便于术后交流，同时备好蛋白粉、牛奶等流质饮食及器具。

2. 术前详细向患者及家属说明手术的全过程，倾听患者及家属对手术的要求，做好解释工作，使患者及家属有充分的思想准备，消除顾虑，与医护人员能密切配合，为取得良好的手术效果创造条件。

3. 受植区除一般术前常规准备外，还应注意，如整复面部缺损，周围皮肤必须完全正常，不能有感染存在；口腔黏膜缺损，要修复口内缺损者，需做牙周洁治，并每日数次用1%～1.5%过氧化氢液或其他漱口剂清洁口腔。

4. 注意植皮区和供皮区的局部有无感染和残余感染，以及有无皮炎、湿疹等。如有炎症均应积极准备，待其痊愈方可手术，有关植皮区及供皮区术前准备与皮肤组织移植术相同。

5. 维持充足的血容量是手术成功的因素之一，因此应做好输血准备。

【术后护理】

除按"颌面部疾病外科手术的术后护理"的方法护理外，严格观察受植区游离组织瓣血液循环、颜色、温度等，注意供皮区包扎的敷料是否稳固，有无渗出及感染是手术成败的关键。

1. 受区游离组织瓣的观察

（1）术后患者取平卧位，注意保持患者头颈部适当制动（遵医嘱的方向制动），以利吻合的血管在无张力下愈合。患者的头部两侧放置沙袋，加以固定，如活动过度，常可导致压迫血管形成血栓而使游离组织瓣不成活。

（2）室内环境应安静、温湿适宜，室温维持在25℃左右，湿度为50%～60%，防止受低温的刺激而引起血管痉挛，寒冷季节可采用红外线

取暖器保温，但要保持一定距离，以免发生烫伤。

（3）观察移植皮瓣颜色的变化是诊断静脉栓塞的主要指标。

①皮瓣颜色：一般术后1~2天皮瓣颜色较苍白，以后逐渐恢复正常，皮瓣颜色每1小时观察1次，并进行记录，有异常及时通知医生。发现皮瓣颜色发紫，应及时汇报医生再次手术探查，在皮瓣边缘刚开始发紫变色时，可在4~6小时内手术，去除静脉回流障碍因素，再行吻合。如口腔内血痂较多，可用1.5%过氧化氢冲洗，然后再用生理盐水冲净，有利于观察皮瓣颜色。

②在观察组织瓣的同时，还可用皮温计定时测量组织的温度。一般组织温度与正常皮肤或黏膜温度差1℃左右，如低于2~3℃，提示有血液循环障碍存在；若低于3~5℃，则表示严重障碍。

③皮纹：皮瓣表面应有正常的皮纹皱褶。如果发生血管危象，皮纹消失，可见皮瓣肿胀明显。

④质地：皮瓣移植后仅有轻度的肿胀，如发生皮瓣区域明显肿胀、质地变硬时可判定血管危象发生，予以手术探查。

⑤观察皮瓣毛细血管充盈反应，可用棉签轻压皮瓣，压后皮瓣在5秒钟内颜色恢复正常者为良好。

（4）有负压引流的患者，应保持其引流通畅，防止引流管受压或折叠而阻塞管道。并要注意吸力的调节，这对行血管吻合游离组织瓣移植尤为重要，负压过大，可造成直接压迫静脉回流；负压过小，则又可因积血或积液而间接压迫静脉，致回流障碍，这些情况，都将严重影响组织瓣的成活。如使用负压引流球患者，应观察负压球有无漏气，避免局部创口积液影响皮瓣成活及创区组织愈合。

（5）按医嘱术后常规应用抗凝药物，口服肠溶阿司匹林，静脉滴注低分子右旋糖酐500~1000mL/日，应用扩血管药物口服或肌注双嘧达莫（潘生丁），静脉补液加丹参。此外，也可静脉滴注654-2，每500mL溶液内加10mg，以保持组织瓣供血通畅，减少血栓。因此在补液过程中，应合理分配扩血管药物，使整个补液过程中均有扩血管药物的应用。

（6）手术后组织瓣观察时间一般为7～10天，此期内均可出现异常情况，1周后则已趋于稳定，术后1～2小时严密观察移植组织瓣的颜色和毛细血管充盈反应，并测量皮瓣温度，认真做好护理记录。

2. 供区观察，根据不同供区应有不同的观察点

应用额部皮瓣时，供区为游离植皮，应注意包扎是否适宜，有无渗血。取前臂皮瓣时，供区也有游离植皮，且应用夹板固定腕部，手臂抬高20°～30°，有利于手指末端静脉回流及减少术后肿胀，注意指端血供，如回流良好，说明压力适当。取肋骨肌皮瓣移植的患者，术后应用腹带或胸带包扎，并注意有无气胸等。取髂骨肌皮瓣移植的患者，术后正确应用沙袋及腹带加压包扎，起压迫止血的作用。

3. 保证营养供应

每日患者所需的总热量不得少于10046～152560J（2500～3000卡）以补充充足的热量、必需的电解质和各种维生素。一般采用鼻饲流质饮食7～10天，并应保持口腔清洁，减少感染机会，保障游离组织瓣成活。鼻饲贴应每日更换2次，且观察有无鼻压疮的发生，长期鼻饲的患者应定期监测离子情况，防止离子紊乱。

4. 负压引流的护理

同前文介绍的"负压引流的护理"。

5. 气管切开术护理

（1）戴人工鼻的患者，应每日更换人工鼻，及时吸痰，观察痰液的颜色、形状等。

（2）气管切开护理每日2次，用碘伏消毒气管切开周围皮肤。

（3）气管套管内套囊每日取出清理痰痂并进行消毒2次，消毒时使用75%酒精浸泡30分钟后用生理盐水冲净，待干使用。

（4）严格按照无菌技术进行吸痰，每次吸痰少于15秒，先吸气管内痰液，其次为口腔、鼻腔，吸痰时动作要轻柔，密切观察患者的反应。

（5）密切观察患者有无气管切开的并发症，如皮下气肿、套管脱出等。

第11章
手术室常见疾病的护理

一、颌骨骨折的手术配合

【目的】

以手术的方法修复骨折的颌骨。

【适应证】

适用于所有类型颌骨骨折患者。

【麻醉】

全麻。

【体位】

仰卧位。

【物品准备】

骨科器械、囊肿敷料、手术衣、无菌手套、冲洗桶、冲洗球、1号线、15号手术刀、6×14圆针、吸引器盘、吸引器头、5mL注射器、20mL注射器、持针器、钢丝、电刀、氯己定消毒棉球、油膏、无菌眼贴、开口器套、庆大盐水（0.9%生理盐水500mL+庆大霉素8万U）、1：100000止血水（0.1%肾上腺素1mg+0.9%生理盐水100mL）、中拉钩、深拉钩、剥离子、复位钳、测深尺、镊子、锚固钉工具、锚固钉、弯板钳、切断钳、蚊式钳、手机、裂钻、磨头、可吸收缝合线。

【手术流程及护理配合】

1.清点手术物品，置患者于仰卧位。

2. 冲洗口腔：将油膏、中拉钩、大镊子传递给医生，然后冲洗口腔，其顺序为：3%过氧化氢消毒液500mL、0.9%生理盐水1000mL、氯己定消毒液500mL。

3. 注射止血水：递深拉钩，递止血水注射于所需部位。

4. 显露骨折部位：递15号手术刀、电刀切开黏膜；递剥离子分离骨膜及软组织，显露骨折部位，去除肉芽组织，对好骨折线。

5.（根据需要）颌间固定：递锚固钉工具、锚固钉、钢丝、持针器做颌间结扎。

6. 骨折复位：对好骨折线后，如需用复位钳子固定，则递手机、裂钻、水，钻眼，复位钳子固定骨断端。

7. 钛板固定：递钛板和蚊式钳，递弯板钳弯制钛板，钛板置于骨折处后递电钻、水，钻眼，递钛钉固定钛板。

8.拆除颌间固定：待钛板固定好后，递持针器、钢丝剪拆除钢丝。

9. 冲洗口腔：生理盐水冲洗口腔。

10. 缝合伤口：递圆针1号线缝合骨膜，递4-0可吸收线缝合黏膜。

11. 消毒、包扎：递氯己定棉球消毒，纱布卷加压包扎。

12. 清理手术器械及物品，消毒灭菌备用。

二、颊颌颈联合根治性淋巴结清扫的手术配合

【目的】

通过手术的方法根治口腔癌等恶性肿瘤。

【适应证】

舌、牙龈癌、口底癌等，且伴有颈部或颌下区淋巴结肿大者。

【麻醉】

全麻。

【体位】

仰卧位，头偏向健侧，肩部垫小枕。

【物品准备】

口癌器械、口癌敷料、1：100000止血水（0.1％肾上腺素1mg+0.9％生理盐水100mL）、0.2％碘伏棉球、氯己定消毒棉球、3％过氧化氢消毒液、油纱、吸引器、手套、电刀、双极电凝、超声刀、灯罩、开口器套、冲洗球、负压管球、冲洗桶、盆、血管钳、剥离子、骨凿、小剪刀、20mL注射器、15号刀、11号刀、7×17针、大圆针、1号线、4号线、7号线、3－0线、骨蜡、油膏、蚊式钳、咬骨钳、舌钳、双齿钩、骨锉、磨头、线锯（锯）、线锯导板、线锯手柄。

【手术流程及护理配合】

1. 清点手术物品，平卧位，头偏向健侧，肩下垫小枕，头后仰。

2. 递角针1号线，缝合手术单，递亚甲蓝定点、画线，递止血水。

3. 切皮前递大盐纱及两块干纱布，递15号刀切皮，递电刀切开皮下组织，递止血钳止血，用电刀切开颈阔肌深面翻颈瓣，递给助手双齿钩牵拉皮下组织，递盐水纱布。掀起皮瓣递角针1号线固定于敷料上，做牵拉，充分暴露术野。

4. 显露颈鞘，递蚊式钳分离颈内静脉，递4号线、1号线结扎，递剪刀切断颈内静脉下端。

5. 游离手术下界，依次清扫颈部颈后三角、颈深下和颈深中淋巴结

群，于胸锁乳突肌乳突下方电刀切断胸锁乳突肌上端，显露并清扫颈深上淋巴结缔组织。

6. 清扫颌下及颏下淋巴结，钳带1号线结扎颌外动脉远心端及面前静脉，4号线及1号线结扎近心端，切除颌下腺及颌下三角淋巴结缔组织。

7. 冲洗，用生理盐水1000mL冲洗创面，电刀、双极电凝或结扎止血，递盐水纱布覆盖创口。

8. 口腔内消毒：3%过氧化氢消毒液500mL、0.9%生理盐水1000mL、氯己定消毒液500mL冲洗。

9. 递舌钳将舌拉出或用大圆针7号线双线穿过舌前部暂时结扎作为牵引。

10. 递11号刀在安全边界范围内切除舌癌原发灶，递止血钳止血。

11. 切除与原发灶对应的下颌骨牙槽突部分，递电刀切开骨膜，递剥离子剥离显露下颌骨，递拔牙钳拔除位于截骨线处的牙齿。递线锯导板保护创面，递线锯、线锯手柄锯断下颌骨（根据情况选择锯的种类），递骨蜡止血。

12. 递咬骨钳咬掉未去掉的牙槽突部分，递骨锉或磨头修整骨面。

13. 将舌及部分颌骨与口底组织连同颈清扫组织做大块切除，递干净的钳子和小剪刀切取安全缘。

14. 蒸馏水彻底冲洗创面，止血。

15. 缝合前认真清点纱布，关闭口腔，间断缝合口腔黏膜和黏膜下组织，关闭口腔。

16. 颈部创面放负压引流管，递圆针1号线缝合颈阔肌和皮下组织，再递角针1号线缝合固定负压引流管，缝皮前递0.2%碘伏棉球消毒创口。

17. 缝皮后，再次清点及消毒，剪去术野周围的固定线，创口覆盖自粘无菌敷料。

18. 清理手术器械及物品，消毒灭菌备用。

三、根治性颈淋巴清扫术的手术配合

【目的】

将头颈部淋巴引流相关的淋巴管及淋巴结一并切除。

【适应证】

头颈部恶性肿瘤，癌细胞已经转移到颈淋巴结或防止转移到颈淋巴结，且单个淋巴结>3cm或多个淋巴结肿大者。例如舌癌、口底癌、牙龈癌、颊癌等。

【麻醉】

全麻。

【体位】

仰卧位，头偏向健侧，垫肩，头向后仰。

【物品准备】

口癌器械、口癌敷料包、电刀、超声刀、双极电凝、吸引器、纱布、冲洗桶、冲洗球、15号刀、7×17套针、1号线、4号线、1∶100000止血水（0.1%肾上腺素1mg+0.9%生理盐水100mL）、3−0丝线（可吸收6−0线）、5mL注射器、单包组织剪刀、微血管止血钳、蚊式钳、灯罩、小拉钩、双齿钩、电刀清洁片、负压引流器。

【手术流程及护理配合】

1. 清点物品，消毒皮肤，配合助手铺单，颈清侧垫小三角枕。

2. 递美蓝、牙签、刀画线，注射止血水。

3. 7×17套针和1号线，缝合固定术野手术单。

4. 递医生和助手每人1块干纱布，递15号刀，切开皮肤。

5. 电刀切开皮下组织和颈阔肌层，递助手双齿钩牵拉皮下组织，递盐水纱布。

6. 掀起皮瓣，将7×17角针和1号线传递给医生，缝在敷料上，做牵拉线，充分暴露术野。

7. 递医生蚊式钳分离组织。

8. 在颈阔肌深面翻皮瓣分离前界至颈中线，后至斜方肌前缘，上至下颌角，下至锁骨上缘。

9. 剪断颈外静脉近心端，切断胸锁乳突肌并将断端缝扎，翻起胸锁乳突肌。

颈动脉鞘的显露以及处理：递蚊式钳分离颈动脉鞘周围组织，递剪刀剪开颈动脉鞘，递蚊式钳分离出颈内静脉，大血管钳穿过颈内静脉，递线结扎，再递4号线结扎近心端，递组织剪刀剪断颈内静脉，递圆针1号线缝扎颈内静脉下端。注意保护颈总动脉、迷走神经。

10. 游离手术下界，切断肩胛舌骨肌下端，掀起已切断的组织，继续向上分离至颌下区下方。

11. 清扫颌下三角，在下颌骨下缘切开深筋膜，保留面神经的下颌缘支，暴露面动脉和面前静脉并断之，切除颌下腺及颌下淋巴组织。

12. 取下整块颈清扫组织，在乳突下方2cm处切断胸锁乳突肌上端，切除腮腺下极并严密缝合腮腺断端，游离颈内静脉远心端，切断后结扎，将整块颈清扫组织取下。

13. 生理盐水冲洗颈部创面，电刀或双极电凝止血，递盐水纱布擦拭。

14. 放置负压引流管，注意保护负压管的穿刺针头，避免扎伤医生手，同时避免扎伤患者颈部血管。

15. 关创缝合前，认真清点纱布。

16. 圆针1号线缝合肌层和皮下，碘伏棉球消毒，3-0线（可吸收6-0线）缝皮，碘伏棉球再次消毒，递角针1号线缝合固定负压引流管，再次清点。

17. 检查负压球，看是否有堵塞、漏气情况，及时更换，连接负压引流管。

18. 递自粘无菌敷料覆盖创口或涂油膏暴露创口。

19. 清理手术器械及物品，消毒灭菌备用。

四、腮腺肿物切除术的手术配合

【目的】

以手术的方法切除腮腺的良性肿瘤或恶性肿瘤，达到治愈的目的。

【适应证】

腮腺区肿物。

【麻醉】

全麻。

【体位】

仰卧位，头偏向健侧。

【物品准备】

腮腺器械、腮腺敷料、手术衣、无菌手套、1号线、4号线、3－0线（可吸收6－0线）、1∶100000止血水（0.1％肾上腺素1mg+0.9％生理盐水100mL）、15号刀、6×14针、吸引器盘、吸引器头、20mL注射器、5mL注射器、电刀、双极电凝、氯己定消毒棉球、油纱、腮腺剪刀、蚊式钳、持针器、引流条（负压引流管）。

【手术流程及护理配合】

1. 清点手术物品，置患者于仰卧位头偏向健侧，缝合固定敷料。

2. 画线：递亚甲蓝、牙签（或针头）画线，注射止血水，递两块干纱布。

3. 翻瓣：递15号手术刀切皮，递双齿钩或蚊式钳牵拉组织，电刀翻好皮瓣，更换盐水纱布。

4. 解剖面神经：递微血管止血钳、腮腺剪刀等解剖面神经。

5. 切除腮腺与肿瘤：递蚊式钳分离腮腺浅叶，同肿瘤一并切除。

6. 清点纱布等，缝合伤口：递生理盐水冲洗、止血；递圆针1号线缝合颈阔肌层，递引流条（或引流管），递3－0及6－0美容线缝合皮肤，缝合皮肤前用氯己定棉球消毒，固定引流条或负压引流管，与巡回护士再次清点。

7.消毒及包扎：缝合完毕后，氯己定棉球消毒皮肤，递油纱、干纱布覆盖创口，再用绷带或弹力帽加压包扎。

8.清理手术器械及物品，消毒灭菌备用。

五、唇裂修复术的手术配合

【目的】

恢复唇裂患者接近正常的外形和功能。

【适应证】

先天性完全或不完全唇裂，出生3个月后健康状况良好者。

【麻醉】

全麻。

【体位】

仰卧位，肩部垫小枕。

【物品准备】

唇裂器械、唇裂敷料、15号刀、11号刀、6－0线、1号线、5－0可吸收线、0.45针头2个、20mL注射器、5mL注射器、双极电凝、吸引器、灯罩、氯己定消毒棉球、碘仿、油纱、纱布、鼻管、手套、小剪刀、小持针器、齿镊、1：200000止血水（0.1％肾上腺素1mg+0.9％生理盐水200mL）、唇裂拉钩。

【手术流程及护理配合】

1. 仰卧位，肩部垫小枕。

2. 清点手术物品，配合术者消毒铺无菌巾，递巾钳。

3. 递术者氯己定棉球，消毒鼻孔及口腔。

4. 亚甲蓝定点画线，递测量尺。

5. 高压注射器注射止血水，咽部填小块咽腔纱布条，防止血液吸入引起窒息。

6. 递15号刀，切开皮肤，再递11号刀，切开唇组织，唇裂拉钩拉开，暴露术野。

7. 递小剪刀、齿镊，解剖肌层。

8. 递盐水纱布，擦干术区。

9. 递5－0可吸收线，缝唇肌层组织，顺序由内向外，依次为黏膜、肌肉、皮肤（6-0线）。

10.唇红处理：递术者小剪刀、小镊子剪去多余部分唇红黏膜，或递11号刀在唇红处做"Z"字成形缝合，取出咽腔纱条。

11.术后处理：氯己定棉球消毒术区（碘仿、油纱、鼻管支撑鼻孔），纱布卷放置鼻翼两侧，在唇红上覆盖油纱，加压。

12.清理手术器械及物品，消毒灭菌备用。

六、腭裂修复术的手术配合

【目的】

恢复腭裂的形态和功能。

【适应证】

1. 先天性腭裂, 1岁以上全身状况良好者。

2. 腭裂手术失败的患者, 经过6个月后局部条件及血运良好者。

【麻醉】

全麻。

【体位】

仰卧位, 肩部垫小枕。

【物品准备】

腭裂器械、腭裂敷料、腭裂剥离子、代维氏开口器或多功能开口器（3岁以下）、灯罩、油膏、氯己定消毒棉球、手套、11号刀、12号刀、5×12套针、1号线、4-0可吸收线、20mL注射器、5mL注射器、冲洗球、双极电凝、吸引器、止血纱条、1：100000止血水（0.1%肾上腺素1mg+0.9%生理盐水100mL，50mL做止血水，余下50mL做止血纱条）、腭裂剪刀、反光板（可吸收止血纱布）、镊子、组织剪刀。

【手术流程及护理配合】

1. 仰卧位, 肩部垫小枕, 调整手术床。

2. 清点手术物品, 配合术者消毒、铺巾。

3. 连接吸引器、双极电凝、灯罩。

4. 上开口器、口唇部涂油膏。

5. 冲洗口腔: 3%过氧化氢消毒液500mL、0.9%生理盐水1000mL、氯己定消毒液500mL（儿童只用氯己定冲洗）。

6. 注射止血水。

7. 递11号刀, 切开口腔黏膜, 递助手盐水纱布, 吸血, 使术野清晰。

8. 递剥离子，剥离黏骨膜瓣，使其与骨面分离。

9. 手持大镊子，递止血纱条，塞入创口，压迫止血。

10. 递12号刀切开裂隙缘，递神经剥离子剥离腭部鼻腔黏膜。

11. 递术者组织剪刀，剪断附着在硬腭后缘的腭腱膜，形成一个松弛切口与软腭相连的双蒂组织瓣。

12. 同样方式在对侧形成双蒂组织瓣。

13. 缝合，递腭裂针1号线、大镊子缝合鼻腔黏膜、肌层，4-0可吸收线或1号线缝悬雍垂，4-0可吸收线缝口腔黏膜。

14. 生理盐水冲洗口腔。

15. 取出止血纱条，可吸收止血纱布填塞两侧松弛切口，与巡回护士核对器械。

16. 核对止血纱条数量、针数。

17. 清理手术器械及物品，消毒灭菌备用。

七、牙槽突裂骨移植术的手术配合

【目的】

恢复颌骨的连续性，骨性关闭口鼻腔瘘口并减少黏膜退缩，改善牙槽嵴的高度和外形。

【适应证】

凡患先天性唇腭裂的患者有牙槽突裂者，均适宜植骨修复。

【麻醉】

全麻（口腔插管）。

【体位】

1. 受区：垫肩仰卧位。

2. 供区：垫起被取骨侧的髂骨底部，使身体左右方向的平面与手术台成30°左右，暴露手术侧髂骨，以便手术操作。

【物品准备】

1. 敷料：腮腺敷料、唇裂敷料。

2. 器械

（1）受区：腭裂器械、剥离子、镊子、小拉钩、磨牙开口器、油膏、11号刀、15号刀、1号线、5×12针、4-0可吸收缝合线、5mL注射器、冲洗球、1:100000止血水、纱条、双极电凝、吸引器、吸引器头、氯己定消毒棉球。

（2）供区：小切开器械、口杂、15号刀、电刀、剥离子、刮匙、深拉钩、1号线、6×14针、油纱、引流条、3-0丝线、碘伏棉球、骨凿、20mL注射器。

【手术流程及护理配合】

手术分两组同时进行。

1. 受区

（1）清点器械，冲洗口腔：3%过氧化氢消毒液→8万U庆大霉素盐水→氯己定消毒液。递拉钩，冲洗完毕涂油膏（防止口角牵拉过度）。

（2）局部注射止血水，等待10分钟。

（3）切开：递11号尖刀切开牙槽裂隙，递小剪刀（或15号刀）剪开（或分离）部分组织附着。

（4）翻瓣：递腭裂剥离子向上分离尽可能延伸到牙槽突裂深面，显露整个裂隙区，递小剪刀修剪过多的黏膜边缘。

（5）缝合：递4-0可吸收线严密缝合裂隙两侧黏膜衬里组织，使之成为一个整体形成鼻底，可吸收线缝合封闭口鼻瘘的鼻腔侧及腭侧黏膜。

（6）递庆大盐水冲洗骨床，准备电凝止血。

（7）递剥离子、镊子植入移植松质骨（骨粉），填塞压紧，剥离子压实适当予以超填。

（8）缝合前清点纱布等，递4-0可吸收线对位缝合唇颊黏骨膜滑行瓣将植骨区完全覆盖（有缺损时可以考虑选用生物膜补充缝合），应尽量在无张力下缝合。

（9）递4-0可吸收线关闭牙槽突裂的口腔侧裂隙，在牙槽突顶端与腭侧黏骨膜瓣缝合。

（10）与巡回护士清点器械。

2. 供区

（1）切开：递15号刀切开皮肤，再递电刀切开皮下组织、肌肉、骨膜直至骨面。

（2）剥离：递骨膜剥离子剥离髂嵴内外骨膜。

（3）显露术区：开窗取骨，递骨锤和骨凿凿开髂骨显露松质骨。

（4）递刮匙刮出松质骨至装有庆大盐水（4万U+50mL盐水）的纱布里，以备受区用。

（5）冲洗：递庆大盐水冲洗。

（6）缝合：6×14针、1号线缝骨膜。

（7）引流：递胶皮引导膜1片，一侧植入体内，另一次暴露在外。

（8）缝合：肌层1号线，皮下1号线。

（9）消毒：0.2%碘伏棉球消毒。

（10）缝合：3-0丝线缝合皮肤。

（11）包扎：碘伏棉球消毒，递油纱和纱布加压包扎。

（12）清理手术器械及物品，消毒灭菌备用。

八、颞下颌关节成形术的手术配合

【目的】

通过外科手术使颞下颌关节恢复正常形态及功能。

【适应证】

适用于病变局限于关节窝与髁状突之间的关节强直者。

【麻醉】

全麻。

【体位】

仰卧位。

【物品准备】

腮腺器械、腮腺敷料、神经剥离子、整形拉钩、小剪刀、电刀、关节盘线、1号线、3－0可吸收线、15号刀、6×14针、5－0可吸收缝合线、6－0缝合线、1：100000止血水、止血钳、蚊式钳、持针器、油纱、纱布、绷带。

【手术流程及护理配合】

1. 置患者于仰卧，位头偏向健侧，行耳屏前至颞部发际内弧形切口，清点器械。

2. 冲洗口腔，递甲紫画线，用6×14角针、1号线固定麻醉插管，用5mL注射器术区局部注射1：100000止血水。

3. 用15号刀切开皮肤，电刀、止血钳、小剪刀分离组织。

4. 递1号线结扎小血管。

5. 翻瓣后递6×14角针、1号线，缝于手术单上牵拉固定，撤掉蚊式钳。

6. 递整形拉钩→蚊式钳→剥离子。

7. 显露关节囊后，注射止血水，递小剪刀，剪开关节囊。

8. 递蚊式钳、持针器用关节盘线缝合。

9. 冲洗，放置橡皮筋引流条或小负压引流管。

10. 缝合，3-0可吸收线缝合关节囊和腮腺咬肌筋膜浅层皮瓣，5-0可吸收线缝合皮下，6-0缝合线缝皮，3-0可吸收线缝头皮。

11. 包扎：递油纱→2～3个棉球加压→纱布→绷带。

12. 清理手术器械及物品，消毒灭菌备用。

九、正颌外科的手术配合

【目的】

通过外科手术的方法治疗患者的牙颌面畸形。

【适应证】

上下颌不对称畸形者。

【麻醉】

全麻。

【体位】

仰卧位，肩部垫小枕。

【物品准备】

骨科器械、囊肿敷料、无菌手术衣、手套、无菌钳子缸、冲洗桶、正颌器械、深拉钩、进口凿子、眼睑拉钩（脑压板、神经剥离子、金属吸引器头）、舌拉钩、弯板钳子、钢丝、AO工具、光源拉钩、往复锯、黑胶皮开口器、口撑、手机、卡尺、压舌板、钢尺、钛板、钛钉、手机、裂钻、磨头、锯片、电刀、灯罩、纱条、20mL注射器、5mL注射器、吸引器、吸引盘、冲洗球、可吸收止血纱布、6×14针、15号刀、电刀、1号线、4-0可吸收线、氯己定棉球、油膏、止血水、隧道拉钩、剥离子、大小弯剥离子、平板凿、上颌结节凿、鼻中隔凿、骨刀、骨膜剥离子、Kocher钳、复位钳。

【手术流程及护理配合】

1. 置患者于仰卧位。

2. 清点器械，放置咽腔纱条，常规冲洗口腔，涂油膏保护口周黏膜。

3. 深拉钩牵拉口角，于上颌前庭沟黏膜处注射止血水。

4.（做下颌）上黑胶皮开口器、舌拉钩、深拉钩、光源拉钩拉开口角。

5. 15号刀、电刀切开黏膜，剥离子分离软组织附着，升支前缘拉钩拉开暴露术野。

6. 递隧道拉钩、剥离子、大小弯剥离子、往复锯截骨，递止血纱条，换光源反拉钩，递往复锯截骨。同样方法完成对侧截骨。

7.（做上颌）皮拉钩拉开上唇，电刀切开黏膜，剥离子分离软组织附着，填塞止血纱条、盐水纱布按压止血。

8. 脑压板，反钩保护软组织，递往复锯锯上颌。

9. 依次递平板凿、上颌结节凿、鼻中隔凿、骨刀至上颌松动。

10. 将颧骨拉钩、上颌骨钳子传递给医生松动上颌骨。

11. 复位钳固定上颌骨，上颌"L"形钛板，5mm钛钉固定。

12.（做下颌）深拉钩拉开下颌角，递凿子、锤子、弯凿、骨刀、骨膜剥离子，做骨劈开。

13. 同样方法完成对侧骨劈开。

14. 递终末颌板、口撑。钢丝做颌间结扎。

15. 反钩，升支前缘拉钩拉开，Kocher钳固定，递往复锯锯骨。

16. 下颌4孔间距钛板、6mm钛钉固定。

17. 拆钢丝。

18.（做颏成形）黏膜定点，画线，注射止血水。

19. 用15号刀及电刀切开黏膜，剥离子分离软组织附着。

20. 裂钻做截骨标记定点，往复锯截骨，骨刀劈开。

21. 复位钳持骨，工字形钛板，8mm钛钉固定。

22. 冲洗，缝合，加压包扎。与巡回护士清点。

十、前臂皮瓣游离移植术的手术配合

【目的】

修复组织缺损，关闭创面，重建舌外形及功能。

【适应证】

舌及口底大面积缺损者。

【麻醉】

全麻。

【体位】

仰卧位，垫肩，头偏向受区。供区手臂外展，平放于另一手术台。

【物品准备】

腮腺敷料包、骨科器械包、无菌手术衣、显微外科器械、显微镜、显微镊、微剪刀、无菌显微镜罩、棉片、大纱布、驱血带、尺、画线笔、亚甲蓝、牙签、剪刀、蚊式钳、15号刀、6×14套针、7×17套针、1号线、4号线、3-0丝线、8-0无损伤缝线、电刀、双极电凝、吸引器、5mL注射器、20mL注射器、引流条、油纱、无菌棉球、灯罩、电动取皮刀。

【手术流程及护理配合】

手术一般分两组同时进行。

1. 受区准备

递血管钳及组织剪刀处理舌体组织创面，递电刀彻底止血，再递蚊式钳及电刀于口底至患侧下颌下打通隧道，形成足够通过皮瓣的空间。

2. 受区血管准备

递显微器械制备供吻合的受区血管，通常选择邻近的甲状腺上动脉或颌外动脉近心端，颈外静脉或面总静脉分支，将血管游离足够长度后备用。

3. 皮瓣预备

（1）画线：递大纱布于手臂下方，递画线笔、亚甲蓝和尺，根据舌缺损的大小和形状，在前臂以桡动脉和头静脉为中心设计皮瓣。

（2）上驱血带驱血：驱血带绕上臂缠绕驱血，计时。

（3）取瓣：递15号刀切开皮肤、皮下组织，以双极电凝止血，递蚊式钳，微血管止血钳分离血管，显露头静脉。暴露术区，显露桡动脉及头静脉。递蚊式钳阻断动静脉，递剪刀离断动静脉，递1号线结扎血管。递蚊式钳由远心向近心游离血管蒂，切断桡动脉到前臂肌肉的分支，递1号线结扎，达到足够的血管蒂长度后，放开驱血带，观察皮瓣的血运是否正常，递剪刀和蚊式钳离断桡动静脉及头静脉近心端，递1号线和4号线双重结扎断端。递双极电凝，彻底止血。皮瓣用温盐水纱布包裹放于弯盘中备用。

（4）腹部取皮：递亚甲蓝和尺、牙签于腹部画线，设计皮片大小。使用取皮刀，选择合适的厚度和宽度量尺进行取皮。准备庆大盐水纱布，包裹皮片，止血纱布放置于取皮处止血。缝合时，盖油纱，无菌敷料覆盖创区（如用纱布加压，可将四角用角针1号线于腹部缝合）。

（5）关闭供区创面：冲洗供区创口，放置引流条，清点纱布。递6×14套针，1号线缝合供区创面。一般移植皮片的部位，用1号线缝合。如需打包，则需给以长线。递油纱覆盖于创面，用棉花铺平，加压包扎。然后，巡回护士调整手臂位置，将展开的手臂收回身体侧方。

4. 皮瓣移植

（1）配制冲洗液（乳酸钠林格注射液200mL+肝素12500U/支+2%利多卡因注射液20mL），另备2%利多卡因原液5mL。巡回护士遵医嘱静脉点滴40%低分子右旋糖酐。

（2）清点、显微器械、血管夹、冲洗针头及8-0无损伤缝线。

（3）递显微镊及显微剪刀在显微镜下修整备用血管，递显微扩张镊适当扩张血管壁，以冲洗液冲洗血管壁周围。递血管夹夹住待吻血管，递显微镊和8-0无损伤线，依次将头静脉和/或桡静脉与受区静脉（颈外静脉，面总静脉分支）吻合，将桡动脉与受区动脉（甲状腺上动脉，颌外动脉近心端）吻合，检查血管通畅后，冲洗液冲洗。

（4）收回显微器械、血管夹，撤显微镜。

（5）冲洗创口，放置引流条，清点纱布，递开口器，递7×17圆针、1号线缝合皮瓣修补舌部缺损，关闭口内创口及颈部创口。颈部创口缝合后以油膏或无菌敷料覆盖。

5.清理手术器械及物品，消毒灭菌备用。

十一、腓骨复合组织瓣修复下颌骨缺损的手术配合

【目的】

修复下颌骨缺损，恢复其解剖结构上的完整性和连续性，恢复颌骨的功能和外形。

【适应证】

下颌骨缺损需要修复的患者。

【麻醉】

全麻。

【体位】

仰卧位，垫肩，头偏向健侧。供区腿屈曲，腿下垫枕头。

【物品准备】

口癌敷料包、腮腺敷料包、骨科器械包、口癌器械包、手术盆、冲洗桶、冲洗球、显微外科器械、蚊式钳、精细组织剪、法兰盘、直角钳、手机、裂钻、磨头、往复锯、成形工具、钛板、钛钉、剥离子、深拉钩、钢丝、弯板钳、无菌显微镜罩、大盐水纱布、驱血带、止血带、小剪刀、15号刀、10号刀、7×17套针、1号线、4号线、8-0血管吻合线、电刀、双极电凝、吸引器、5mL注射器、20mL注射器、骨蜡、持骨器、电刀、线锯导板、线锯手柄。

【手术流程及护理配合】

1. 各类下颌骨节段性切除术

（1）口腔冲洗：递拉钩、3%过氧化氢消毒液、生理盐水、0.5%氯己定溶液进行口腔冲洗。

（2）画线：递画线笔，根据切除下颌骨的需要设计切口。

（3）切口翻瓣：递15号刀切开皮肤、皮下组织，再递电刀及蚊式钳翻瓣。显露颌外动脉和面前静脉，结扎血管断端。

（4）显露下颌骨：递剥离子剥离骨膜。

（5）截骨并摘除下颌骨：递剥离子分离舌侧骨膜，递线锯导板、线锯

及手柄，锯开下颌骨。递持骨器把持断端下颌骨，递剥离子分离髁状突颈部的关节囊，递电刀或精细组织剪切开翼外肌附着，摘除需要切除下颌骨的部分。

（6）冲洗创口，递电刀彻底止血。

2. 切取带血管蒂的腓骨肌皮瓣

（1）画线：递画线笔，于小腿外侧标示出腓骨头、腓骨体、外踝和腓总神经位置，设计皮瓣。

（2）上驱血带驱血：递大盐水纱布包裹于大腿，再递驱血带绕大腿缠绕驱血，计时。

（3）取瓣：递10号刀切开皮肤、皮下组织。递电刀及蚊式钳止血，分离肌肉组织。递深拉钩拉开肌肉组织分离至深筋膜。暴露术区，递蚊式钳分离腓动静脉，递骨膜剥离子显露腓骨截骨处。递尺量取所需腓骨的长度，递直角钳、线锯导板及线锯手柄截断腓骨。递蚊式钳游离血管蒂的长度，达到足够的长度后，放开驱血带，观察皮瓣的血运是否正常，如正常递蚊式钳及精细组织剪离断腓动静脉。递4号线、1号线双重结扎血管断端。递双极电凝，彻底止血。腓骨肌皮瓣用温盐水纱布包裹，放于弯盘中备用。

（4）关闭供区创面：冲洗供区创口，放置负压引流管，清点纱布、器械。递1-0吸收线缝合肌肉断端，缝合肌肉组织。递7×17套针、1号线、4号线缝合供区创面。递碘伏棉球消毒，递无菌敷料覆盖创区。

3. 修整、植入腓骨

递成形工具及钛板，按下颌骨形态弯制钛板形态。根据切除的下颌骨的形态和长度递电锯，将腓骨分段。按钛板形态折叠腓骨，递钛钉固定钛板与腓骨。将固定好的腓骨植入口内，作为髁状突的一端植入颞下颌关节窝，另一端与下颌骨断端固定。

4. 吻合血管、缝合创口

（1）配制冲洗液（乳酸钠林格注射液200mL+肝素12500U/支+2%利多卡因注射液20mL），另备2%利多卡因5mL。

（2）清点显微器械、血管夹，冲洗针头及8-0无损伤缝线。

（3）递显微镊及显微剪刀在显微镜下修整备用血管，递显微扩张镊扩张血管壁，以冲洗液冲洗血管壁周围，递血管夹夹住待吻血管，递显微镊和8-0无损伤线，依次将腓静脉与受区静脉（面前静脉、面总静脉）吻合，将腓动脉与受区动脉（甲状腺上动脉、颌外动脉近心端）吻合，检查血管通畅后，冲洗液冲洗。

（4）收回显微器械、血管夹，撤显微镜。

（5）冲洗创口，放置负压引流管，清点纱布、器械，递7×17圆针、1号线缝合皮瓣修补舌颊侧缺损，关闭口内创口及口外创口。口外创口缝合后以无菌敷料覆盖。

5.清理手术器械及物品，消毒灭菌备用。

十二、面颊部软组织缺损胸大肌皮瓣转移修复术的手术配合

【适应证】

口底、舌及面颊部大面积深层组织、皮肤、黏膜缺损的修复。

【麻醉】

全麻。

【体位】

仰卧位，垫肩，头偏向健侧。

【物品准备】

口癌敷料包、腮腺敷料包、口癌器械包、尺、双齿钩、剥离子、大盐水纱布、7×17针、15号刀、1号线、4号线、深拉钩、电刀、双极、超声刀、吸唾器、蚊式钳、组织剪刀。

【手术流程及护理配合】

手术一般分两组同时进行。

1. 受区准备

完整切除或扩大切除病变组织，并记录需要修复部位的面积。湿盐水纱布覆盖创面备用。

2. 供区准备

（1）设计画线：递亚甲蓝、尺、干纱布根据受区缺损面积设计切口。

（2）翻瓣：递15号刀切开皮肤，递小爪钩牵拉皮肤，电刀或超声刀由皮瓣设计的远端内侧向外翻开，直至胸大肌内侧筋膜，用1号线或4号线结扎血管断端，在骨膜上用蚊式钳分离并翻起组织瓣向蒂的方向游离。组织瓣用盐水纱布包裹，递组织剪刀分离胸肩峰动、静脉搏动，以免电刀损伤。递拉钩充分暴露术区，使术者充分观察胸肩峰动、静脉搏动。递组织剪刀、骨膜剥离子延长肌皮瓣蒂部长度，扩大应用范围。

3. 皮瓣转移

用骨膜剥离子协助皮瓣由锁骨下隧道通过，递4号线、角针缝合肌皮瓣，以便牵拉通过隧道。递蚊式钳和组织剪刀分离蒂部上端和缺损区之间

的皮肤，形成隧道。牵拉4号线通过隧道，拉至缺损区并覆盖创面。

4.缝合：供区、受区分两组同时进行

（1）供区用电刀或组织剪刀松弛切口，减少张力，冲洗创口，清点纱布、器械，电刀止血。

放置负压引流管1根，以作引流。用可吸收1-0间断缝合肌层，1号线缝合皮下，4号线缝皮，无菌敷料覆盖创口。

（2）受区冲洗完毕电刀止血，放置负压引流管1根，用1号线全程缝合，无菌敷料覆盖创口。

5.清理手术器械及物品，消毒灭菌备用。

第12章
消毒供应中心护理操作流程

一、诊疗器械、器具和物品处理的操作流程

回收→分类→清洗→消毒→干燥→器械检查与保养→包装→灭菌→储存→无菌物品发放。

【回收】

1. 护士将使用后的口腔诊疗器械与废弃物品分开放置，及时回收；重复使用的口腔诊疗器械、器具和物品直接置于封闭的容器中，精密器械应采用保护措施，由医院消毒供应中心（CSSD）集中回收处理；被朊毒体、气性坏疽及突发原因不明的传染病病原体污染的诊疗器械、器具和物品，护士应双层封闭包装并标明感染性疾病名称，由CSSD单独回收处理。

2. 使用后护士应及时去除诊疗器械、器具和物品上的明显污物，根据器械材质、功能、处理方法不同分类放置，结构复杂不易清洗的口腔器械宜保湿放置。

3. 封闭式回收、避免反复装卸。回收工具每次使用后清洗、消毒，干燥备用。

【分类】

1. 在CSSD的去污区进行诊疗器械、器具和物品的清点、核查。

2. 根据器械物品材质、精密程度等进行分类处理。

【清洗】

1. 口腔器械清洗方法包括机械清洗（含超声清洗）和手工清洗。

213

机械清洗：适用于大部分常规器械的清洗；手工清洗：适用于精密复杂口腔器械、带电源口腔器械的清洗和有机物污染较重器械的初步处理；超声清洗：牙科小器械及其他结构复杂的器械。

2. 清洗步骤：冲洗→洗涤→漂洗→终末漂洗。

3. 精密器械的清洗，应遵循生产厂家提供的使用说明或指导手册。

4. 牙科手机清洗应符合WS506—2016附录D要求。

【消毒】

1. 消毒方法首选机械湿热消毒，也可采用75％酒精、酸性氧化电位水或取得国务院卫生行政部门卫生许可批准的消毒药械进行消毒。

2. 湿热消毒应采用经纯化的水，湿热消毒方法的温度、时间应符合要求。

【干燥】

1. 宜首选干燥设备进行干燥处理，根据器械的材质选择适宜的干燥温度，金属类70~90℃；塑料类65~75℃。

2. 无干燥设备及不耐热器械、器具和物品可使用消毒的低纤维絮擦布、压力气枪或≥95％酒精进行干燥处理。

3. 管腔类器械内的残留水迹，可用压力气枪等进行干燥处理。

4. 不应使用自然干燥方法进行干燥。

【器械检查与保养】

1. 采用目测或使用带光源放大镜对干燥后的每件器械、器具和物品进行检查，表面及其关节、牙齿处应光洁，无血渍、污渍、水垢等残留物质和锈斑，功能完好，无损毁。

2. 清洗质量不合格的，应重新处理；器械功能损毁或锈蚀严重，及时维修或报废。

3. 应使用医用润滑剂进行器械保养。不应使用液状石蜡等非水溶性的产品作为润滑剂。

4. 牙科手机保养应符合WS506—2016附录D要求。

【包装】

1. 包括装配、包装、封包、注明标识等步骤，器械与敷料应分室包装。

2. 包装前应依据器械装配的技术规程或图示，核对器械的种类、规格和数量。

3. 应根据器械的特点和使用频率选择包装材料。

4. 低度、中度危险的口腔器械可不包装，消毒或灭菌后直接放入备用清洁容器内保存；牙科小器械宜选用牙科器械盒盛装。

5. 手术器械应摆放在篮筐或有孔的托盘中进行配套包装；手术所用盘、盆、碗等器皿，宜与手术器械分开包装。

6. 剪刀和血管钳等轴节类器械不应完全锁扣。有盖的器皿应开盖，摆放的器皿间应用吸湿布、纱布或医用吸水纸隔开，包内容器开口朝向一致；管腔类物品应盘绕放置，保持管腔通畅；精细器械、锐器等应采取保护措施。

7. 压力蒸汽灭菌包重量要求：器械包重量不宜超过7kg，敷料包重量不宜超过5kg。

8. 压力蒸汽灭菌包体积要求：下排气压力蒸汽灭菌器不宜超过 30cm × 30cm × 25cm，预真空压力蒸汽灭菌器不宜超过30cm × 30cm × 50cm。灭菌物品包装方法分为闭合式包装和密封式包装。手术器械采用闭合式包装方法，由2层包装材料分2次包装；密封式包装方法应采用纸袋、纸塑袋等材料。

9. 普通棉布包装材料应一用一清洗，无污渍，灯光检查无破损。

10. 封包要求：包外应有灭菌化学指示物，高度危险性物品灭菌包内还需放置包内化学指示物；闭合式包装使用专用胶带，胶带长度与灭菌包体积、重量相适宜；纸塑袋、纸袋包装时应密封完整，密封宽度≥6mm，包内器械距包装袋封口处≥2.5cm。

11. 灭菌物品包装的标识应注明物品名称、包装者、灭菌器编号、灭菌批次、灭菌日期和失效日期。

12. 医用热封机在每日使用前应检查参数的准确性。

【灭菌】

1.压力蒸汽灭菌

（1）适用于耐湿、耐热的器械、器具和物品的灭菌。

（2）应根据待灭菌物品选择适宜的压力蒸汽灭菌器和灭菌程序；口腔器械应首选压力蒸汽灭菌，选择小型灭菌器灭菌应符合WS506—2016附录E要求。

（3）压力蒸汽灭菌器操作程序包括灭菌前准备、灭菌物品装载、灭菌操作、无菌物品卸载和灭菌效果的监测等步骤，具体操作流程如下：

①每天设备运行前应进行安全检查，对灭菌器进行预热。

②大型预真空压力蒸汽灭菌器应在每日开始灭菌运行前空载进行B-D测试。

③灭菌装载：应使用专用灭菌架或篮筐装载灭菌物品，灭菌包之间应留间隙；宜将同类材质的器械、器具和物品，置于同一批次进行灭菌；材质不同时，纺织类物品应放置于上层、竖放，金属器械类放置于下层；手术器械包、硬质容器应平放，盆、盘、碗类物品应斜放，玻璃瓶等底部无孔的器皿类物品应倒立或侧放，纸袋、纸塑袋包装物品应侧放，利于蒸汽进入和冷空气排出；选择下排式压力蒸汽灭菌程序时，大包应摆放于上层，小包应摆放于下层。

④灭菌操作：应观察并记录灭菌时的温度、压力和时间等灭菌参数及设备运行状况。

⑤无菌物品卸载：从灭菌器卸载取出的物品，冷却时间应超过30分钟；每批次应确认灭菌过程合格；检查有无湿包，湿包不应储存与发放；无菌包掉落地上或误放到不洁处应视为被污染。

⑥灭菌效果的监测：灭菌过程的监测应符合WS310.3中相关规定。

2.干热灭菌

适用于耐热、不耐湿、蒸汽或气体不能穿透物品的灭菌，如玻璃、油脂、粉剂等物品的灭菌；口腔碳钢材质的器械宜选干热灭菌。

3.低温灭菌

（1）常用低温灭菌方法主要包括：环氧乙烷灭菌、过氧化氢低温等离子体灭菌、低温甲醛蒸汽灭菌，适用于不耐高温、湿热如电子仪器、光学仪器等诊疗器械的灭菌。

（2）灭菌的器械、物品应清洗干净，并充分干燥。

（3）灭菌物品使用专用包装材料和容器。

（4）灭菌物品及包装材料不应含植物性纤维材质，如纸、海绵、棉布、木质类、油类、粉剂类等。

（5）灭菌程序、参数及注意事项应遵循生产厂家使用说明书。

（6）灭菌装载应利于灭菌介质穿透。

【储存】

1. 灭菌后物品应分类、分架存放在无菌物品存放区。一次性使用无菌物品应去除外包装后，进入无菌物品存放区。

2. 储存区应配备物品存放柜（架）或存放车，物品存放架或柜应距地面高度≥20cm，距离墙≥5cm，距天花板≥50cm；并应每周对其进行清洁消毒。

3. 物品应放置固定位置，设置标识，灭菌物品与消毒物品应分开放置。接触无菌物品前应洗手或手消毒。

4. 消毒后直接使用的物品应干燥、包装后专架存放。

5. 无菌物品存放区环境的温度、湿度达到规定时，使用普通棉布材料包装的无菌物品有效期宜为14天；未达到环境标准时，使用普通棉布材料包装的无菌物品有效期不应超过7天；医用一次性纸袋包装的无菌物品，有效期为30天；使用一次性医用皱纹纸、医用无纺布包装的无菌物品，有效期为180天；使用一次性纸塑袋包装的无菌物品，有效期为180天。硬质容器包装的无菌物品，有效期为180天。

6. 裸露灭菌及一般容器包装的高度危险口腔器械灭菌后应立即使用，最长不超过4小时；中、低度危险口腔器械消毒或灭菌后置于清洁干燥的容器内保存，保存时间不宜超过7天。

【无菌物品发放】

1. 无菌物品发放时，应遵循先进先出的原则。

2. 消毒物品放行应检查机械热力消毒额定参数（温度、时间），所得参数符合要求时，消毒物品方可放行；灭菌物品放行应检查所有物理参数、化学指示物，所得数据、指示物的显示与规定灭菌参数一致时，灭菌物品方可放行。

3. 发放时应确认无菌物品的有效性和包装完好性。植入物应在生物监测合格后，方可发放；紧急情况植入物灭菌时，使用含第5类化学指示物的生物PCD进行监测，化学指示物合格后可提前放行，结果及时通报使用部门。

4. 发放记录应具有可追溯性，应记录无菌物品发放日期、名称、数量、物品领用科室、灭菌日期等。

5. 运送无菌物品的器具使用后，应清洁处理，干燥存放。

二、口腔科手机清洗、消毒与灭菌操作流程

椅旁预清洁
$\Rightarrow$

1. 治疗完毕后及时踩脚闸冲洗手机管腔30秒，用75%酒精擦拭及时去除手机表面黏性大的污物及牙科材料，并置于回收盒加盖暂存。
2. 预清洁评价：减少回吸污染，冲去松散的碎屑，及时去除未干的材料和污物。

备物：
1. 清洗消毒器、专用清洗架、多酶清洗剂。
2. 防护用具。
$\Rightarrow$

1. 检查清洗剂是否足量，喷淋臂转动是否平衡，手机插座过滤网是否清洁无杂物。
2. 采取标准预防措施，分类台备快速消毒剂。

检查：检查手机清洗前的状态，评估污染情况。
$\Rightarrow$

1. 检查手机的完整性，外观是否有凹陷痕迹，并做好记录，污染物严重或干涸的要手工刷洗再进行机械清洗。
2. 检查质量评价：检查发现有异常记录，经手工清洗后的手机进行机械清洗，能够提高清洗质量。

装载：
1. 根据手机的种类选择专用的手机清洗插座。
2. 将手机稳妥插放于专用的清洗架。
$\Rightarrow$

1. 手机插放于合适的清洗插座，装载过程要小心轻放，防碰撞、跌落，造成手机损坏。
2. 装载质量评价：手机插放稳妥，无跌落、碰撞。

进机：
1. 检查手机插放固定好，喷淋臂可自由旋转。
2. 把清洗架推至轨道尽头关门，选择程序启动。
$\Rightarrow$

1. 把清洗架推至轨道尽头，动作轻柔，防止手机跌落，有效控制消毒的温度及时间。
2. 进机装载质量评价：清洗架就位正确，清洗机能正常工作。

卸载：程序结束后，稳妥取出手机，检查、核对。
$\Rightarrow$

1. 卸载前洗手，防止二次污染，防止烫伤。
2. 检查机内、腔底无杂物，是否有手机跌落，手机插座是否有手机密封胶圈等配件遗落。
3. 卸载质量评价：表面无污物碎屑，出水口无污物堵塞。

干燥、注油：手机管腔彻底干燥后，使用全自动养护注油机注油保养。
$\Rightarrow$

1. 手机取出后甩干手机管腔内水分，再用气枪吹干残留水分。
2. 使用全自动养护注油机注油保养，选择相应程序。
3. 润滑保养质量评价：检查手机的清洁度，检查手机注油机的气压是否充足，润滑油和清洗剂是否够用。

包装：注油养护结束后，检查、核对无误后包装、封口。

1. 注油后擦去手机表面多余的养护油，装袋，封口。
2. 在包装袋上标明科室代码、灭菌日期、失效日期、包装者、灭菌器编号及灭菌批次等。
3. 包装质量评价：检查封装袋有无破损，无误后封口。

 灭菌：包装完毕后，按照灭菌器装载要求将手机放入灭菌器内，程序结束后核对监测结果，合格后方可发放使用。

1. 将包装完毕的手机按要求放入灭菌器，选择相应程序灭菌。
2. 每批次按照要求做好化学监测、物理监测并记录。
3. 灭菌质量评价：核对监测结果，合格后方可发放。

三、口腔科小器械清洗、消毒与灭菌操作流程

椅旁预清洁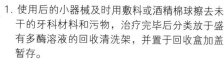

1. 使用后的小器械及时用敷料或酒精棉球擦去未干的牙科材料和污物，治疗完毕后分类放于盛有多酶溶液的回收清洗架，并置于回收盒加盖暂存。
2. 预清洁评价：及时去除未干的材料及污物。

备物：
1. 多酶溶液、75%酒精。
2. 各种清洗工具。
3. 防护用具。

1. 工作人员采取标准预防措施，做好个人防护。
2. 采取标准预防措施，分类台备快速消毒剂。
3. 评估器械污染程度及是否干涸，配制多酶液。

预处理、浸泡：
1. 用镊子去除车针工作端棉卷以及大块污物，用75%酒精擦拭。
2. 放入多酶液浸泡5~10分钟。

1. 预处理要求车针工作端无污物，扩锉针工作端无糊剂和污物。
2. 质量评价：未见大块异物，浸酶时须过液平面，保证充分浸湿。

超声清洗、刷洗：
1. 车针和扩大针放入专用多孔清洗架；其余小器械分类，分诊位放入合适网篮。
2. 将清洗架和网篮置于超声机，超声振荡3~5分钟。

1. 超声清洗要求清洗架和小网篮置于超声液面下，小器械距液面≥2cm，水温应不超过45℃，超声时间3~5分钟。最长不超过10分钟。
2. 清洗时应盖好超声清洗机盖子；手工刷洗要求在液面下进行刷洗，防止气溶胶产生和水花飞溅。
3. 清洗质量评价：目测无可见污物。正确操作超声机，确保正常运行和超声效果。

冲洗、漂洗、消毒：
1. 流动水下彻底冲洗表面污物和清洗剂。
2. 纯化水漂洗后热力消毒。

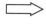

1. 冲洗、漂洗要求彻底冲洗表面的污物、碎屑、清洗剂。
2. 质量评价：表面无污物、碎屑和清洗剂残留。

干燥、摆放：机械干燥或清洁低纤维毛巾擦干后归类放置于待消车针盒内。

1. 干燥要求首选机械干燥方法或用清洁低纤维毛巾擦干。
2. 放置要求将清洗后的小器械按类别、规格型号分别放置在车针盒内待消。
3. 质量标准：目测车针表面无污物、碎屑，根管扩锉针螺纹光滑，无污物。

包装：检查小器械的洁净度和使用功能，将小器械分类、对号装入车针盒或纸塑复合包装袋内。

⟹ {
1. 对有折痕、不锐利、出现耗损的小器械进行筛选和报废。
2. 在包装袋（车针盒）上标明科室代码、灭菌日期、失效日期、包装者、灭菌器编号及灭菌批次等。
3. 包装质量评价：防止针尖锐利刺破塑封袋。
}

 灭菌：首选压力蒸汽灭菌，对于不耐湿热的小器械可采用干热灭菌。程序结束后核对监测结果，合格后方可发放使用。

⟹ {
1. 采用车针盒包装灭菌时打开盒盖，灭菌完毕后盖上盒盖。
2. 每批次按照要求做好化学监测、物理监测并记录。
3. 灭菌质量评价：核对监测结果，合格后方可发放。
}

四、消毒供应中心常用灭菌方法的操作流程

（一）小型预真空压力蒸汽灭菌器操作流程

1. 先检查供水、供电是否正常。打开灭菌器电源开关，显示"Please wait Door release"字样，提示等待5秒后，设备进入预备状态。

2. 待灭菌的物品清洗、保养维护、打包后进行装载。混合装载时由下到上的位置顺序是器械、纸塑袋和织物；物品之间尽量不要接触，也不要触及灭菌器内壁。注意纸塑袋之间有良好的间隙，纸塑袋纸面向上侧放于专用的托盘。

3. 向灭菌器容器方向轻推门，同时按下滑动门把手。显示屏将显示"Door closed"字样，表示门已经关好。

4. 根据需求选择灭菌程序

Universal-program：温度134℃，压力2.2bar（1bar=10^5Pa），灭菌时间3.5分钟；适合各种类型的包装物品灭菌，尤其是器械或混合装载时（包装／未包装）。

Quick-program：温度134℃，压力2.2bar，灭菌时间3.5分钟；仅适合非包装器械的灭菌（织物不可），在急需使用器械的情况下使用。

Gentle-program：温度121℃，压力1.1bar，灭菌时间15分钟；适合各种类型的包装物品灭菌，尤其是大量的织物、不耐热的物品（塑料、橡胶）或混合装载时（包装／未包装）。

Disinfection：温度105℃，压力0.3bar，消毒时间8分钟；是利用物理性质，采用蒸汽压力消毒。注意：此程序不是灭菌。

Bowie&Dick Test Program：温度134℃，压力2.2bar，灭菌时间3.5分钟；用于检查灭菌器运行状况（检查蒸汽穿透力测试）。

Vacuum test：用于检查灭菌器冷启时，是否有泄漏。

5. 运行程序：按下Start-Stop键一次，所选程序出现在显示屏上；再按一次Start键，则程序继续运行。

6. 程序结束后，屏幕显示信息"Please wait/door unlocking"。门解锁后，屏幕显示"Please open door"，此时可开门取出灭菌物品。

（二）脉动压力蒸汽灭菌操作流程

1. 每日灭菌工作开始前清洁灭菌器。

2. 检查电源、水、蒸汽、压缩空气等，确保在正常工作状态。

3. 开启灭菌器电源，确认记录打印装置处于正常备用状态，预热灭菌器。

4. 每日开始灭菌运行前空载进行B–D测试

（1）选择B–D测试程序，打开灭菌器清洁侧舱门，将测试包放置排气口上方，关闭灭菌器清洁侧舱门。

（2）按开始键，开始BD–测试程序，134℃条件下作用3.5～4分钟。

（3）B–D测试结束按开门键，打开灭菌器清洁侧舱门，取出B–D测试装置。

（4）判断测试结果并记录：测试纸变色均匀一致为合格，变色不均匀为不合格。

5. 灭菌

（1）评估待灭菌包

①敷料包质量不得超过5kg，器械包质量不得超过7kg；待灭菌包体积不宜超过30cm×30cm×50cm。

②待灭菌包包装严密、松紧适宜，外包装完整无破损、清洁干燥；纸塑包装无破损，封口严密，包内物品距封口处≥2.5cm，密封宽度≥6mm。

③待灭菌包标识清晰、完整、正确，包括物品名称、包装者（核对者）代码、灭菌日期、失效日期、灭菌器编号、灭菌批次、消毒员代码。

（2）灭菌装载

①脉动真空压力蒸汽灭菌器装载量不应超过柜室容积的90%，同时不应小于柜室容积的5%。

②使用专用灭菌架装载灭菌物品，各灭菌包之间间隔至少2.5cm，利于蒸汽进入和冷空气排出，装载的包不得碰到灭菌锅壁。

③尽量将同一类物品装放一起灭菌；难于灭菌的大包放下层，较易灭菌的小包放上层；混放灭菌时，织物包放上层，金属物品放下层。

④手术器械包、硬式容器应平放；盆、盘、碗类物品应斜放，包内容器开口朝向一致；玻璃瓶等底部无孔的器皿类物品应倒立或侧放；纸袋、纸塑包装应侧放，且纸塑包装放置时，纸面与塑料面接触，避免塑料面与塑料面直接接触，用专用架固定。

⑤植入物及器械灭菌时，还需加放生物指示剂进行生物监测。

（3）将待灭菌包推送入灭菌器，选择合适的灭菌程序进行灭菌。灭菌过程中，消毒员严守工作岗位，密切观察各参数的变化和各种仪表的运转情况。

（4）灭菌卸载

①卸载前工作人员落实手卫生，必要时戴隔热清洁手套。

②灭菌结束后，拉出灭菌车架。观察化学指示物变色情况，双人核对结果并记录，资料归档存放。

③从灭菌器卸载取出的物品，待温度降至室温时方可移动，冷却时间应超过30分钟。

④每批次应确认灭菌过程合格，防止无菌物品损坏和污染，无菌包掉落地上或误放到不洁处应视为污染，需重新处理。

⑤卸载时检查灭菌包完整性，是否有湿包；如发现湿包不得发放，分析湿包的原因，记录并处理。不合格的灭菌包不能进入无菌物品存放区，应返回包装区重新检查包装。

（三）过氧化氢等离子低温灭菌操作流程

1. 检查电源插头是否已插上，正确连接电源。

2. 装载前检查

（1）不能进行灭菌的物品或材料，包括水、纸、布、木、油剂、粉剂物品、植入物、不能承受真空的器械等，遵循厂家说明书。

（2）彻底清洁、干燥需灭菌的物品及器械。

（3）正确选择合适的器械盒、外包装袋、化学指示物、化学指示胶带、生物指示剂等。

3.灭菌物品装载

（1）按OPEN DOOR键，门将自动打开。

（2）将灭菌物品置入灭菌器内，切勿叠放。

（3）将灭菌袋分散排列放置，灭菌袋的透明面正对着下一个灭菌袋的纸面。

（4）切勿在器械盒内堆集器械、盒中套盒及在器械盒内包装器械。

（5）切勿使任何物品接触灭菌舱的内壁、门及电极，在电极与装载物之间至少提供25mm的空间。

（6）将生物监测放置在灭菌舱下层物品架的左（右）后方。

（7）根据显示屏指示操作按CLOSE DOOR键，门将自动关上。

4.如屏幕显示"READY TO USE"，请跳过此步。如屏幕显示"INSERT NEW CASSETTE"请插入新卡匣准备灭菌。

5.如选择短循环：请依次按START、START键，循环启动。如选择长循环：请依次按START、CANCEL、START键，循环启动。

6.循环一旦开始，请勿按CANCEL键人工终止循环。

7.循环过程为一阶段：Vaccum Phase（真空期）、Injection（注射期）、Diffusion（扩散期）、Plasma（等离子期）、Injection（第二次注射期）、Diffusion（第二次扩散期）、Plasma（第二次等离子期）、Vent Phase（通风期），每进行一阶段，在右上方的液晶显示屏幕均有显示，随时告诉操作人员，过程进行到何种程度以及开始和完成的时间。

8.当循环被取消（Cycle Canceled），将会有下列的显示：10声短声Bi Bi指示声响。屏幕仪表板上会显示循环取消的"CYCLE CANAELED"指示。等待数分钟后屏幕会显示可开门的时间，一般约10分钟。打印纸将自动以红字打印出循环过程的信息。

9.灭菌短循环（约55分钟）正常运行结束后，机器的液晶显示屏幕会显示灭菌完成的字样，并且有一声Bi的长声，提示灭菌结束。

10. 灭菌后物品卸载

（1）按下开门键，取出灭菌舱内物品，及时关闭灭菌器舱门。

（2）观察化学指示物，确认合格后可送至无菌物品存放区。

（3）按要求对生物指示剂进行培养，若不合格，应立即进行物品召回。

五、消毒供应中心常用清洗方法的操作流程

（一）快速全自动清洗消毒机操作流程

1. 开机前准备

（1）打开清洗机电源开关和水开关。

（2）检查旋转臂可以自由转动情况，不被物品挡住。

（3）检查旋转臂的喷水孔没有异物堵塞。

（4）检查清洗剂和润滑油是否足量，如有显示清洗剂不多的提示，要向盛放清洗剂的塑料桶内添加清洗剂。

（5）确保装卸车、清洗机舱门等符合使用条件。

2. 分类

（1）结构复杂的器械尽量拆开。

（2）带有轴节类的器械可选用辅助的支架将关节全部打开，利于放置和取出。

（3）锐器、细小精密器械要使用专用的加盖容器。

（4）生锈器械、结构复杂器械、顽固污垢血迹的器械，不宜直接放入清洗消毒器内，应先由人工特殊处理后，再使用机械清洗。

3. 装载

（1）待清洗物品、器械应该少量、正确地装入清洗机内，对各类容器、瓶子单独倒放。

（2）有关节与轴部的器械要充分打开，治疗碗与弯盘等不得重叠放置。

（3）管腔器械、内镜等放置专用的清洗架，细小的器械置于带盖的筛筐内，防止散落。

（4）待清洗物品装载入机后，应再次确认旋转臂旋转是否正常。

4. 选择清洗程序

（1）确认正常后按"关门"，选择"运行程序"进入清洗消毒状态。

（2）常规清洗消毒程序包括预洗、主洗、漂洗、消毒、润滑、干燥。

（3）设备运行中，应确认清洗消毒程序的有效性，观察程序的打印记录，并留存。

5. 卸载

（1）清洗消毒结束后，后门自动开启，必须用清洁的手从清洗消毒器中取出清洗后的物品，同时认真检查确认器械的清洁质量。

（2）观察管腔类器械是否彻底干燥。

（3）清洗质量不合格的器械应返回污区进行手工清洗。

（4）卸载后检查清洗舱内有无脱落的零件。

（5）清理清洗舱内过滤网。

6. 应每批次监测清洗消毒器的物理参数及运转情况，并记录。

（二）口腔科手机热清洗消毒机操作流程

1. 开机前准备

（1）打开清洗机电源开关和水开关。

（2）检查推送架、旋转臂情况，不被物品挡住。

（3）检查旋转臂与手机插孔没有异物堵塞。

（4）检查清洗剂和树脂盐是否足量，如有不足及时添加。

2. 分类

（1）检查口腔科手机外表面是否残留粘接剂。

（2）将回收的口腔科手机按照高、低速分别插入到相应的插口。

（3）特殊口腔科手机按照厂家说明书进行清洗。

3. 装载

（1）将口腔科手机依次插满后，将推送架推至清洗舱内，确认完全就位。

（2）口腔科手机不宜与其他口腔科器械同时清洗。

4. 选择清洗程序

（1）确认正常后按"关门"，选择"运行程序"进入清洗消毒状态。

（2）常规清洗消毒程序包括预洗、主洗、漂洗、消毒。

（3）设备运行中，应观察程序的运行是否正常。

5. 卸载

（1）清洗消毒结束后，按钮开启舱门，用清洁的手从手机清洗消毒机中取出清洗后的口腔科手机，同时认真检查清洗质量。

（2）卸载时初步甩干管腔内的水分。

（3）检查手机零件是否齐全。

（4）卸载后检查清洗舱内有无脱落的零件。

（5）清理清洗舱内过滤网。

6. 应每批次监测清洗消毒器的物理参数及运转情况，并记录。

（三）超声清洗机操作流程

1. 开机前准备

（1）确认电源插头连接完好。

（2）排水开关处于关闭状态。

（3）打开机器开关，水槽内加水至规定水位线，水温保持在40℃左右。

（4）按照酶洗剂配比加入酶液。

（5）根据不同清洗物品，按照厂家说明书指导，调节适宜工作频率。

（6）盖上机器盖子，排气10分钟。

2. 分类

（1）将口腔科小器械装入超声清洗专用网篮中。

（2）口腔科车针、镍钛锉等装入专用车针架内。

（3）将洁牙机手柄竖放插入清洗筐中，电极部位向上露出水面。

（4）特殊口腔科器械按照厂家说明书指导进行清洗。

3. 装载

（1）将待清洗物品正确放入腔体内（完全浸入液面以下）。

（2）清洗物品放置在清洗架上，不能触及内壁。

4. 选择清洗程序

（1）确认正常后盖好机器盖子。

（2）按钮操作，加热并超声清洗3~5分钟，不宜超过10分钟。

（3）设备运行中，应观察程序的运行是否正常。

5. 卸载

（1）超声清洗结束后，打开机器盖子，取出清洗后的器械，同时认真检查清洗质量。

（2）检查器械零件是否有脱落、损坏。

（3）使用结束后，及时关闭电源开关，打开排水开关将水排出。

（4）清理、消毒、清洗舱内壁及外表面。

6. 应每批次监测超声清洗机的运行情况，并记录。

（四）手工清洗操作流程

1. 分类

（1）污染器械分类在消毒供应中心接收区内进行。

（2）工作人员依据物品性质、污染物、功能用途选择清洗程序。

（3）对不同类别、不同手术包及污染种类的器械进行分别放置和初步处理。

（4）分类时禁止裸手接触污染物品及器械，要注意做好职业安全防护，避免发生职业暴露。

（5）对回收的器械分类后，对工作区域进行及时的清洁和消毒。

2. 浸泡

（1）常水浸泡适用于污染轻、无有机物污染、表面光滑等容易清洗的物品。

（2）含酶清洗剂浸泡适用于物品表面有新鲜血液或血液完全凝固变色时，浸泡前应将器械附着的血液冲洗干净。

（3）所有器械关节部位全部打开，空腔类的器械应将清洗剂灌注到腔内，物品必须浸泡于液体平面下。

（4）要根据不同的清洗剂产品使用说明书的要求，选择最佳的浓度、水温和浸泡时间。

3.刷洗

（1）各种管腔类器械，均应经超声波清洗、高压水枪进行冲洗，冲洗后用毛刷刷洗。

（2）手工清洗不能达到或清除的污物，宜选择超声波清洗进行处理。

（3）手工清洗的操作尽量在水面下进行，防止污染液体喷溅或产生气溶胶。

4.漂洗

（1）刷洗结束后，先进行粗洗，即使用常用水对清洗后的器械进行反复冲洗。

（2）粗洗过程结束后，再进行精洗，即需要使用软水、纯化水或蒸馏水等对器械进行最后的漂洗。

（3）漂洗时注意管腔内壁、关节面、咬合面等部位能充分冲洗。

（4）对贵重、精细和细小的器械漂洗时与普通器械分开放置，防止损坏和丢失。

5.干燥

（1）漂洗后的器械应及时干燥，可使用干燥柜、热风等方法。

（2）干燥的速度主要由空气的温度、湿度、风速以及清洗对象表面温度等决定。

（3）使用增亮剂、润滑剂等降低水的表面张力，可以加快干燥过程，提高器械的光亮度。

六、清洗、消毒、灭菌效果监测操作流程

（一）清洗质量监测操作规程

1.器械、器具和物品清洗质量的监测

（1）日常监测：在检查包装时进行，应目测和或借助带光源放大镜检查。

（2）定期抽查：每月应至少随机抽查3～5个待灭菌包内全部物品的清洗质量，检查的内容同日常监测，并记录监测结果。

（3）判定方法：清洗后的器械表面及其关节、牙齿应光洁，无血渍、污渍、水垢等残留物质和锈斑。

2.清洗消毒器及其质量的监测

（1）日常监测：应每批次监测清洗消毒器的物理参数及运转情况，并记录。

（2）定期监测：对清洗消毒器的清洗效果可每年采用清洗效果测试指示物进行监测。当清洗物品或清洗程序发生改变时，也可采用清洗效果测试指示物进行清洗效果的监测。

（3）清洗消毒器安装、更新、大修、更换清洗剂、消毒方法、改变装载方法等时，应遵循生产厂家的使用说明或指导手册进行检测，清洗消毒质量检测合格后，清洗消毒器方可使用。

（4）判定方法：应遵循生产厂家的使用说明或指导手册；监测结果不符合要求，清洗消毒器应停止使用。清洗效果测试指示物应符合有关标准的要求。

（二）消毒质量监测操作规程

1.湿热消毒

（1）应监测、记录每次消毒的温度与时间或A0值。

（2）应每年检测清洗消毒器的主要性能参数。检测结果应符合生产厂家的使用说明或手册的要求。

2.化学消毒

（1）应根据消毒剂的种类特点，定期监测消毒剂的浓度、消毒时间和消毒时的温度，并记录。

（2）消毒剂的使用应符合该消毒剂的规定。

3. 消毒效果的监测

消毒后直接使用物品应每季度进行监测，每次检测3～5件有代表性的物品。

4. 判定方法

湿热消毒监测结果应符合CSSD清洗消毒及灭菌技术操作规范的要求；消毒效果的监测方法与结果符合GB15982的要求。

（三）灭菌质量监测操作规程

1. 监测要求

（1）对灭菌质量采用物理监测法、化学监测法和生物监测法进行，监测结果应符合CSSD标准的要求。

（2）物理监测不合格的灭菌物品不得发放，并应分析原因进行改进，直至监测结果符合要求。

（3）包外化学监测不合格的灭菌物品不得发放，包内化学监测不合格的灭菌物品不得发放，并应分析原因进行改进，直至监测结果符合要求。

（4）生物监测不合格时，应尽快召回上次生物监测合格以来所有尚未使用的灭菌物品，重新处理，并应分析不合格的原因，改进后，生物监测连续3次合格后方可使用。

（5）灭菌外来器械、植入型器械应每批次进行生物监测。生物监测合格后，方可发放。

（6）按照灭菌装载物品的种类，可选择具有代表性的PCD进行灭菌效果的监测。

2. 压力蒸汽灭菌的监测

（1）物理监测法

每次灭菌连续监测并记录灭菌时的温度、压力和时间等灭菌参数。温度波动范围在+3℃以内，时间满足最低灭菌时间的要求，同时记录所有临界点时间、温度与压力值，结果应符合灭菌的要求。

（2）化学监测法

①应进行包外、包内化学指示物监测。具体要求为灭菌包包外应有化学指示物，高度危险性物品包内应放置包内化学指示物，置于最难灭菌的部位。如果透过包装材料可直接观察包内化学指示物的颜色变化，则不必放置包外化学指示物。通过观察化学指示物颜色的变化，判定是否达到灭菌合格要求。

②采用快速压力蒸汽灭菌程序灭菌时，应直接将1片包内化学指示物置于待灭菌物品旁边进行化学监测。

（3）生物监测法

①应每周监测1次，监测方法见WS310.3—2016附录A。

②紧急情况灭菌植入型器械时，可在生物PCD中加5类化学指示物。5类化学指示物合格可作为提前放行的标志，生物监测的结果应及时通报使用部门。

③采用新的包装材料和方法进行灭菌时应进行生物监测。

④小型压力蒸汽灭菌器因一般无标准生物监测包，应选择灭菌器使用的、有代表性的灭菌包制作生物测试包或生物PCD，置于灭菌器最难灭菌的部位，且灭菌器应处于满载状态。生物测试包或生物PCD应侧放，体积大时可平放。

⑤采用快速压力蒸汽灭菌程序灭菌时，应直接将1支生物指示物，置于空载的灭菌器内，经1个灭菌周期后取出，规定条件下培养，观察结果。

⑥生物监测不合格时，应尽快召回上次生物监测合格以来所不合格的原因，改进后，生物监测连续3次合格后方可使用。

（4）B-D测试

预真空（包括脉动真空）压力蒸汽灭菌器每日开始灭菌运行前进行B-D测试，B-D测试合格后，灭菌器方可使用。B-D测试失败，及时查找原因进行改进，监测合格后，灭菌器方可使用。

（5）灭菌器新安装、移位和大修后的监测

应进行物理监测、化学监测和生物监测。物理监测、化学监测通过后，生物监测应空载连续监测3次，合格后灭菌器方可使用，监测方法应符合GB18278的有关要求。

对于小型压力蒸汽灭菌器，生物监测应连续满载监测3次，合格后灭菌器方可使用。

预真空（包括脉动真空）压力蒸汽灭菌器应进行B-D测试，并重复3次，连续监测合格后，灭菌器方可使用。

（6）判定方法

①物理监测：时间、温度与压力值应达到灭菌参数的要求。

②生物监测：每个指示菌片接种的培养基都不变色，判定为灭菌合格；指示菌片之一接种的培养基，由紫色变为黄色时，则灭菌过程不合格。

③化学监测：所放置的指示卡、胶带的性状或颜色均变至规定的条件，判为灭菌合格；若未达到规定的条件，则灭菌过程不合格。

④B-D测试：均匀一致变色，说明冷空气排出效果良好，灭菌器可以使用；反之，则灭菌器有冷空气残留，测试不合格。

3.过氧化氢等离子低温灭菌的监测

（1）物理监测法

每次灭菌应连续监测并记录每个灭菌周期临界参数，如舱内压、温度、等离子体电源输出功率和灭菌时间等灭菌参数。灭菌参数符合灭菌器的使用说明或操作手册的要求。

（2）化学监测法

每个灭菌物品包外应使用包外化学指示物，作为灭菌过程的标志；每包内最难灭菌位置放置包内化学指示物，通过观察其颜色变化，判定其是否达到灭菌合格要求。

（3）生物监测法

应每天至少进行1次灭菌循环的生物监测，监测方法应遵循附录D的要求。

（4）判定方法

①物理监测：灭菌参数符合灭菌器的使用说明或操作手册的要求。

②生物监测：每个指示菌片接种的培养基都不变色，判定为灭菌合格。指示菌片之一接种的培养基，由紫色变为黄色时，则灭菌过程不合格。

③化学监测：所放置的包内指示卡、包外化学指示物的性状或颜色均变至规定的条件，判为灭菌合格；若未达到规定的条件，则灭菌过程不合格。

4.干热灭菌的监测

（1）物理监测法

每灭菌批次应进行物理监测。监测方法为将多点温度检测仪的多个探头分别放于灭菌器各层内、中、外各点，关好柜门，引出导线，由记录仪中观察温度上升与持续时间。温度在设定时间内均达到预置温度，则物理监测合格。

（2）化学监测法

每一灭菌包外应使用包外化学指示物，每一灭菌包内应使用包内化学指示物，并置于最难灭菌的部位。对于未打包的物品，应使用1个或多个包内化学指示物，放在待灭菌物品附近进行监测。经过一个灭菌周期后取出，据其颜色的改变判断是否达到灭菌要求。

（3）生物监测法

每周监测一次，监测方法：将枯草杆菌芽孢菌片分别装入无菌试管内（1片/管）。灭菌器与每层门把手对角线内，外角处放置2个含菌片的试管。在无菌条件下，加入普通营养肉汤培养基（5mL/管），（36±1）℃培养48小时，观察初步结果，无菌生长管继续培养至第7天。

（4）结果判定

阳性对照组培养阳性，阴性对照组培养阴性，若每个指示菌片接种的肉汤管均澄清，判为灭菌合格；阳性对照组培养阳性，阴性对照组培养阴性，而指示菌片之一接种的肉汤管浑浊，判为不合格；对难以判定的肉汤管，取0.1mL接种于营养琼脂平板，用灭菌L棒或接种环涂匀，置

（36±1）℃培养48小时，观察菌落形态，并做涂片染色镜检，判断是否有指示菌生长，若有指示菌生长，判为灭菌不合格；若无指示菌生长，判为灭菌合格。

（5）新安装、移位和大修后，应进行物理监测法、化学监测法和生物监测法监测（重复3次），监测合格后，灭菌器方可使用。